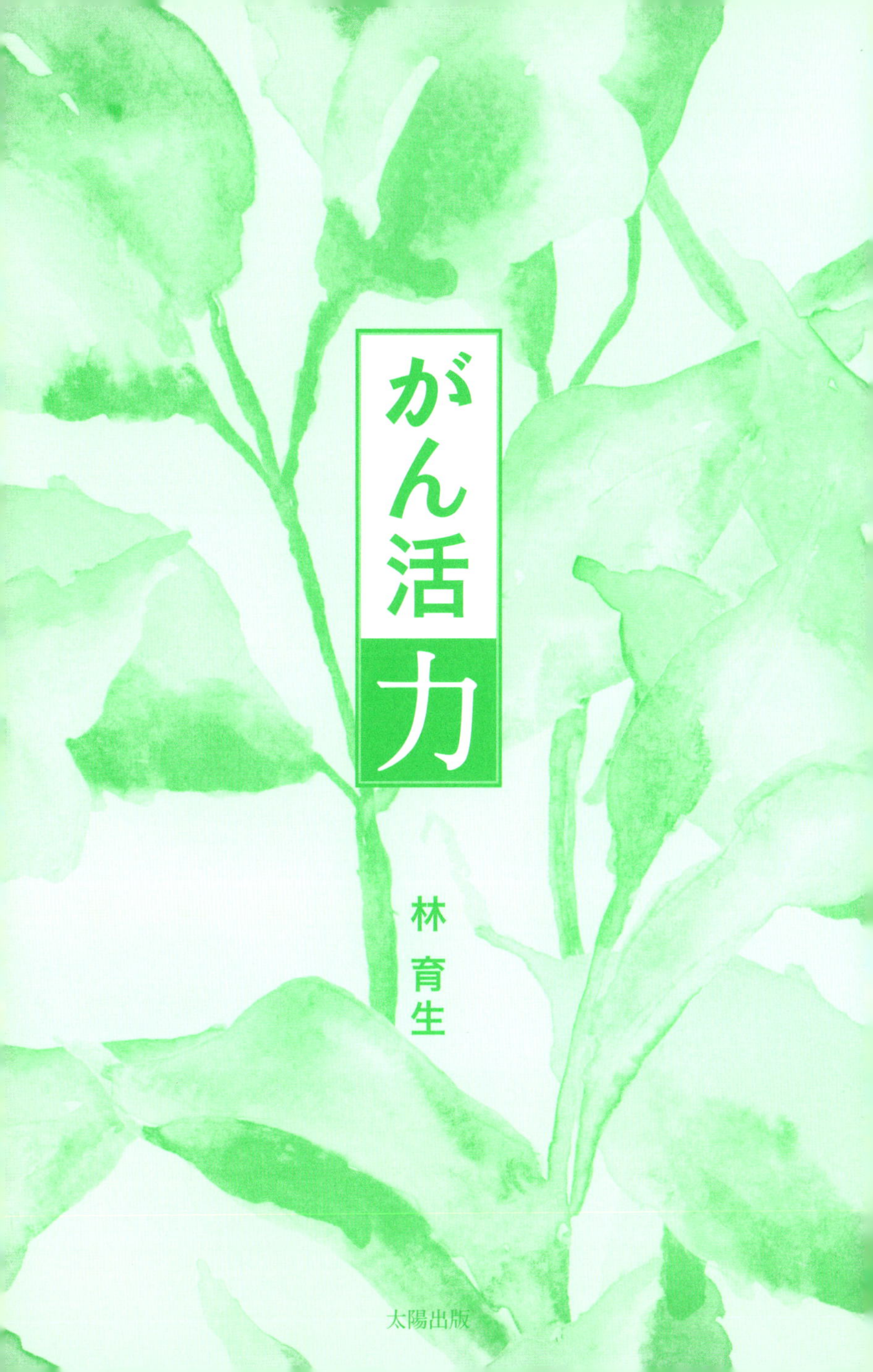

がん活力

林 育生

太陽出版

はじめに……医療者と患者のチームワーク

「うそっ！」

バタバタバタ、と足音が遠ざかっていく。ヤバいと思って追いかけようと思ったが現在、私は全裸である。ハダカのまま追いかけたら、ヘンタイである。いや、実際、私はヘンタイなんだけど。

ここは九州大学病院（以下、九大病院）、糖尿病内科の個室。シャワーを浴びた私はハダカで涼(すず)んでいた。病室にはカギをかけちゃいけないことになっていた。

うら若い女性ではないタダのおっさんである私は、脱(ぬ)いでも凄(すご)くはナイ。昔、温泉に入っていたら「ガラっ」と扉が開き女性が入ってきたことがある。いちおう、いろいろ隠すべきものは隠したが、我々、男性は別に恥(は)ずかしいから隠しているわけではない。もったいないから隠しているわけでもない。「汚(きたな)いモノを見せちゃいかん」と思って隠すのである。カギをかけていたのは、汚いモノを見せたくないからである。だって、見せちゃったら「ゴメン」って思っちゃうじゃん。

私はその前日、がん疑いの告知を受けていた。すい臓がんの五年生存率は低い。がんの王様といわれるそうである。看護師さんは私の自殺を心配して、慌てて合鍵を取りに走っていったそうである。ごめんなあ。

「がんの告知」は今でも、なかなか難しいことだそうである。また、患者の病態は検査結果が明らかになるごとに、時間が経つごとに刻々と変化していき、患者の心理状態はその度に変わっていく。「告知」を受けるとほとんどの患者はがっくりくるらしい。「告知」に関して、患者である私から一ついえるのは、がん疑い以降、あんまり患者に「がんでないことを祈らせないこと」が肝要である。「がんの告知」で患者ががっくりくるのは、たくさんの検査をやっているうちに「がんでありませんように」「がんでありませんように」などと祈っているから（ときには家族も一緒になって祈っている。ナンセンスきわまりない）、逆の目が出たときにがっくりきてしまうのである。

だから、医療関係者や家族の「がん疑いの患者」に対する接し方としては「がんであったとしても、今はいろいろな治療があるから」という態度が正解に近いと思う。「がんの告知」の瞬間だけを考えても患者の心理的重圧を緩和する効果は薄い。

また、「日本の医療に携わる人たちは優しすぎないか？」というのが私の考えである。もっといえば「患者を甘やかしすぎるな」であり、「患者よ甘えすぎるな」である。

優しいことは良いことであり、もちろん、患者としては嬉しい。だが、中にはその優しさにつけこむ人間がいる。患者の中には、いわゆるモンスターペイシェント（理不尽な要求などを繰りかえす患者）という人たちが一定数、存在する。こういう人たちが発生する最大の理由は「医療従事者が優しすぎるため」にあると考える。

がん患者は精神的に弱いか？　ということになると、もちろん、弱い人もいるだろう。ただ私は現在、数十人のがんの患者さんとメールなどのやり取りをしているが、彼らの心はみんな決して弱くない。そして末期の患者さんほど強く感じる。どころか、煩悩に心を動かされない分、余命宣告をされていない人より強いと感じることさえある。

文中、何度も書いているが、私は現代日本の医療に不満を抱いているわけではない。ただ、患者と医師をはじめとする医療者の方々との、心の距離が離れているように感じることが悲しい。医学、医療の進歩はもちろん、大事である。だがそれ以上に、医療者と患者のチームワークを良くしなければ「医療の崩壊」はすぐそばに迫っている、と考える。

この本は、術後、五年生存率が一パーセントで、でも現在、無再発である私が提案する「がんを活き延びるための」アイディアである。

第一編

命懸けのゲーム「すい臓がん」

がん治療は命懸け（が）のゲームである。ゲームは賭け金が高いほうが面白い。だから、こんなに面白いゲームはほかに存在しない。

第一章　糖尿病の教育入院から始まった

糖尿病発覚

あの日、私はそのまま酒を飲みに行くつもりだった。

福岡に来て、はや三年。仕事がそこそこうまくいき始めた。

単身赴任、毎日気楽な一人暮らし。朝八時ごろ起きるが、基本的に毎日二日酔い。

楽しみは仕事が終わってから。いつもの居酒屋さくらに顔を出す。腹（はら）を満たし、ビールを五杯ほど流しこんだら、スナックの開店と同時に入店。その時間はたいていママ一人。話をしていると、女の子や常連客がご出勤である。

顔なじみの常連客が集まったら、一気飲み大会が始まる。焼酎（しょうちゅう）の瓶（びん）が三、四本空（あ）くころ、ママが閉店ソングを歌う。閉店後はママや女の子を連れて、もう一度さくらへ。どうでもよい話を二、三時間する。帰りはいつも午前三時を回っていた。

さくらの大将の一言がきっかけだった。

「林さん、最近、痩せんしゃったね？」

そんなわけはない。私は、毎日一升酒、午前様生活である。

「いやー、痩せてないと思うよ。だって毎日飲んでるもん」と脳天気に答えていた。

ある土曜日、前の晩も二時まで飲んだ私は、二日酔いで頭が重い。ヤブ医者の友人、元田のところに行く。ヤツとはこないだ飲んだばかりだが、酒を飲むのに理由なんかいらない。熊本に向かう。

午後一時、酒を飲むにはまだ早い。だいいちお店が開いていない。しょうがない、元田医院に入る。「血液検査でもしてよ」と、のたまう私。

検査をしていると元田に、「体重計に乗れ」といわれた。

私の体重は、こないだまで一〇〇キロあった。体重計は九〇キロぐらいを指している。おかしい。

「元田。この体重計、ぶっ壊れてるぜ」とあくまでも脳天気、かつ強気な私。

尿、血液など、ひととおり検査を受ける。糖尿病の疑い。血糖値の基準は一〇〇前後、このときは空腹だったのに二六〇を超えていた。

「今日はもう運転するな」とまでいわれた。結局、クルマで帰ったのだけれど……。というより、それでもあの日、私は元田と酒を飲む気、満々だった。

週明けにヘモグロビンA1Cの結果が出た。十一・七。立派すぎる糖尿病。ちなみにヘモグロビンA1C、八以上は即入院だそうだ。十以上は昏睡の可能性あり。

元田はニコニコして「これで、オマエより上に立てる」と嬉しそうにしている。

私と元田は二人揃って、デブで酒飲み、不摂生の極みだったが、それまで私の血液検査などの結果は正常値ばかり。元田に「痩せろ」といわれても、「バーカ。テメエが痩せてからいえ」と、のたまう始末。

というよりこのころの私は、ダイエットに対してほぼ敵愾心に近いものを持っていた。その昔、ジムで鍛えたことがあったが、自分の心の中にある「オレ、筋肉鍛えたんですよ。かっこいいでしょ」というナルシスティックな感覚がどうしても好きになれず、結局、途中でやめてしまった。

健康的なものなど何一つ取りいれたことがない生活。女性の健康オタクは好きなんだけど……。

このあと、元田と私、二人揃ってすい臓の病を抱えることになる。

歩け、歩け

こういうときの私は変わり身が早い。糖尿病発覚の日から歩く。また酒を飲めるようになるためである。

翌日は日曜日、妻と二人で近所の江津湖まで歩く。江津湖までは五キロぐらい。片道でへばって、帰りはタクシーで帰ってくる。

仕事があるので福岡に帰る。

こちらでも仕事の合間に歩きに行く、仕事が終わってからも歩く。

例の居酒屋さくらに行く。さくらまで行くときも歩く。一キロもない、意外に大したことじゃない。

さくらの大将と調理長のリョウ君に「糖尿病になっちゃったよ」と話した。その後、入院するまで私が何を頼んでも、ウーロン茶と茹で野菜しか出てこない。

美味しいビールとか、肉とか刺身とか、すべて却下される。

挙句の果てにアスパラやブロッコリーの茹でたのを頼んだら、マヨネーズが付いてこない。バリバリの茹で野菜が、それだけお皿の上に盛りつけられて出てくる。「せめて塩をつけてくれ」といったら、ほんの少し、塩が小皿に載って出てきた。

行きつけのスナックはもっとひどい。なぜだかは忘れたが、焼酎のキープが四、五本入っていたのにすべて没収された。スナックでも私が飲めるのはウーロン茶だけである。ウーロン茶をグラスで飲んでいたら、支払いが結構な金額になったので、その後はママがウーロン茶のキープを入れてくれた。

入院前の日々、仕事はほどほどにしてとにかく歩く。夜はいろんな飲み屋さんにあいさつ回りに行く。しばらく行けなくなるからね。

糖尿病が発覚して三週間、こんな生活を続けていたら、血糖値は正常値以下に下がってしまった。

入院生活の始まり

ところで、血糖値が下がったのに、元田は「入院しろ」という。

私は仕事が忙しい。それよりも夜、酒を飲むのは、もっと忙しい。

いや、あの時期はどこの飲み屋さんに行っても酒は出してくれなかったけれど……。糖尿病さえ治れば、きっと酒を飲ませてくれるはずだ。

元田は飲んだくれで、うつ病。熊本市内に飲みに出て、クルマを紛失するというなかなかのツワモノである。

九大病院は国立病院、予約がないと診察さえ受けられない。糖尿病の発覚から入院まで三週間かかった。前述のようにその間に私は、運動と食事療法で血糖値を正常値まで下げてしまった。

「血糖値下がったし、入院なんかしないよ」というと、元田は「もう九大病院に紹介状を書いて送った」という。

結局、元田が「オレの顔を立てろ」というので、しかたなく入院した。

「退院したら、一杯おごれよ」という約束とともに。


入院しても運動は続けた。といっても歩くだけである。

携帯に万歩計が付いているので、一日二万歩（約十四キロ）を目安に、毎日歩いた。

健康のためではない。看護師さんの好感度を獲得するためである。入院しているとヒマなので、二万歩など楽勝である。

入院初日、看護師さんの好感度を獲得しよう、今日も歩きに行こう、最初が肝心（かんじん）だ、と張り切っていたら大雨だった（涙）。

しかし、私の「モテたい」は、その程度で屈するほどヤワではない。とりあえず病棟内をぐるりと一周する。

九大病院の病棟はロの字になっており一周約四百歩である。初日は三百周した。

五周目ぐらいまで、看護師さんたちに「何かあったんですか？」とか、「どうかしましたか？」と聞かれた。そのたびに、「いやー、歩いているだけです。外は雨降ってるしね」と笑顔で答えていたが、十周を超えるころには誰も話しかけてくれなくなった。

彼女たちは忙しい。アホな患者の相手をしているヒマはない。

女性が大好きな私は少し寂しい。

ある日、九大病院の近くを歩いていたら、看護師さんから携帯に、「ＭＲＩ（磁気共鳴断層撮影）の空きが出ました」と連絡が入った。私はすぐにタクシーを拾い、九大病院へ急ぐ。

タクシーを降りるときに運転手さんから、「先生、頑張ってください」。

先生といわれたのは、人生で今のところそれ一回きりである。

さらにある日は四万歩（約二十八キロ）歩いて、看護師さんに自慢していたら、主治医のセンセに「ほどほどに」といわせた。勝った、と思った。

やっぱり私はアホである。国立病院なので税金の無駄遣いでもある。九大病院の医師たちはとても忙しい。私のような健康体の人間を相手にしているヒマはない。

少しずつ医師たちからは人気がなくなった。主治医のセンセとは、週に一度会う程度。私が、歩くのに忙しくて、病室にいないので当然である。

さらに、さらにある日、急に人気者になった。残念なことに看護師さんにではなく、医師たちの人気者になってしまった。

がんの発覚である。医師たちは男性率が高いので微妙である。「医者が、女の人しかなっちゃいけない仕事になればいいのに」とか、私はほざいていた。

ともあれ、ヤブ医者の友人がいたおかげで、がんが見つかった。ということは、ヤツはヤブじゃないのかもしれない。

元田がなくしたクルマは三日後に見つかったらしい。一〇〇円パーキングに停まっていたそうだ。

がんの疑い

私の入院生活は、糖尿病の教育入院という形で始まった。元田からだいたいの概要は聞いていた。最初はいろいろな検査をして、一型糖尿病か二型糖尿病かの診断をする。診断がついたら治療を始める。いろいろな治療法があるらしいが、最終的にはインシュリン注射である。

私は注射など大嫌いである。一生注射をしないといけないなんて、そんな生活に自分が耐えられるとは思えない。だからこそ、入院前、入院中も運動をしたのだ。

その後、「痛い」ということでは注射の圧倒的上をいく手術を味わうとは知らない私は、この時期、主治医の先生に「ボクは健康です」としつこく主張していた。

元田という超不器用小児科医を知っている私は、基本的に医師の注射の技術を信用していない。注射に関しては看護師さんのほうが圧倒的にうまい。

ある日、主治医のY先生が病室に来た。研修医のM君と一緒である。

Y先生は去年まで基礎医学を研究していたそうだ。はっきりいえば、臨床に関してはY先生、M君ともに素人（しろうと）である。注射器を持っている。看護師さんは連れていない。

「グルカゴン負荷テストをします」と、Y先生。

「先生が注射するの？　看護師さんのほうがいいなあ」と、どうでもいい抵抗を試みる私。しつこいけれど、私は注射が大嫌いである。でも先生はアホ患者である私の上をいく答えを用意していた。

「大丈夫、林さんご安心ください。ボクは去年まで隣の棟（むね）でマウスに毎日注射していました。マウスの血管って細いんですよー。それに比べれば林さんの血管なんか太いから楽勝です」

うーん、確かに技術的にはそうかもしれないが……。患者が患者なら医者も医者である。

ところで、入院前から私のおしっこからは、何かどろっとしたゼリー状のモノが出ていた。入院初日にY先生に「三日で退院できますか？」と聞いたが、「二週間は、いてもらわないと」と即座に却下された。

じゃあ、どうせなら、このおしっこドロリも、なんで出ているか知っておきたいと思った私は、Y先生にこのことをしつこくいう。結局、Y先生は九大内の泌尿（ひにょう）器科を紹介してくれた。

糖尿病内科での尿検査でおしっこに血が混じっていることは分かっていたが、当初、泌尿器科の先生は、「そんだけ高血糖なら血尿も出ますよ」とあまり相手にしていなかった。ところがエコー（超音波検査）をしたら、「何か怪しい影が見える」に変わり、膀胱鏡をしたら、「尿膜管がん疑い」に変わった。

でも、まだまだ私はまったく脳天気で、どうすれば看護師さんの好感度を獲得できるか、それだけを考える毎日。

一ヵ所でもがんの疑いが出たら全身のスクリーニング（映写）が始まる。造影ＣＴ（コンピューター断層撮影）、造影ＭＲＩなどを毎日のように受けた。そんなある日、主治医のＹ先生からカンファレンスルーム（相談室）に呼ばれた。

「林さん、お話があります」

そのころはよく分かっていないまま、いろいろな検査を受けていた。

部屋に入り、椅子に座る。パソコンの画面に画像が映っている。当たり前だが私には意味がまったく分からない。

Y先生が「アタマは」といったので、「空っぽだったでしょ?」とお約束のボケをかますが、「問題ありません」とスルー（無視）される。

先生がマウスを操作して画像を頭の上から足のほうに向かってスクロール（移動）していく。

「で、ですね、林さん、ここ、ここ白くなってるでしょ?」

見てもなんのことか、分かるわけもない。

「ここがですね。悪いものができている可能性があるんですよ」

「それで検査していきますが、よろしいですか?」

そのころは、すい臓がんの五年生存率などまったく知らなかったし、ま、オレは死なねえだろうと根拠なく思っていたので、感想はふーん?　ぐらいだった。

あとから考えれば、この日が、すい臓がん疑いの告知の日だったのだ。

第二章　病院の人気者？　がん患者になる

すい臓がんの疑い

糖尿病は、すい臓の病気である。詳しいことは避ける。だって私は専門家じゃないから。膀胱のがんの疑いのときは、ふーん？　ぐらいの反応だった九大病院の内分泌糖尿病内科は、私のすい臓がんの疑いで色めき立った（感じだった）。

それまで、教授回診中は散歩に行って病室に寄りつかなかった私。すい臓がん疑い発覚後、看護師さんに「絶対に病室にいてくださいね」とキツーク念押しされる。

ドMな私は、きつい女が大好物である。てか、そんなことはどうでもいい。教授たちがやって来た。堅苦しいのは苦手である。でも、横にされて背中を押されたり、お付きのお医者さんたちに質問を受けたり、大人気である。

うーん、でも男性たちの人気者になっても楽しくはない。

「体調はどうですか？」と聞かれたから、自分が元気であることを証明するために、ベッドの上でコア（体幹）トレーニングをして見せる。サッカーの長友選手もしているコアトレーニングである。サイドブリッジをしたまま、足を上げたり、なかなかキツいんだよね。飽きたのか呆れたのか定かではないが、教授たちは次の患者たちのもとに去っていった。

四月の半ばに膀胱鏡によって見つかった尿膜管がん疑いの生検は、約一ヵ月先の五月十日前後の予定なのに、四月二十日に見つかったすい臓がん疑いの生検は、三日後の四月二十三日に組まれた。

私の主治医の先生の隣の席が、すい臓内科のO先生の席だったそうである。

「林さんラッキーでしたね。O先生はすい臓の権威ですよ」

O先生は生検の前に私のすい臓をエコーで見ようとする。だけど「見えないなあ」とぶつぶつ呟く。私の分厚い脂肪が邪魔をして見えにくいらしい。

糖尿病患者のすい臓がん罹患率は、健常者の二倍以上あるらしい。でも、糖尿病患者ってたいていデブだよね。

だから糖尿病の人には「お腹が痛い」とかいって、造影CTまで撮ってもらうことを勧める。がんがあることが分かっていても、エコーだけでは見えない患者もいるのだ。

すい臓生検と告知

生検の日の朝、研修医のM君が病室に入ってくる。

生検とは、がんの疑いがある部位の細胞を取って顕微鏡で調べること。話を聞いていると結構、アバウトな面もあるらしい。

例えば五段階で、一は完全に良性。五は完全に悪性。でも、当然、二とか三とか四もある。がんっぽいけど、がんじゃないかも、みたいな腫瘍（しゅよう）（細胞が異常に増えてかたまりになったもの）もあるらしい。

すい臓生検は胃カメラを飲んで、その先から注射針を胃からすい臓に向かって打つ。すい臓から組織を抜きとるという手順を踏むと事前に説明を受けた。前の日の晩からメシ抜きだった私は、M君に提案をした。

「胃カメラにワイパー付けりゃ、メシ抜きにしなくて済むじゃん。上司に提案してよ」

M君は、「はいはい、ちゃんといっときますから」と、バカを扱うようにあしらう。

まあ私はアホ患者なのでしょうがない。関西人はアホといわれるのはいいけど、バカはあかんっていう人がいる。何度聞いても違いがよく分からない。

そんなことはどうでもいいが、よくよく考えれば、このときの一晩のメシ抜きなど、その後の絶食に比べれば朝メシ前である。いや夕メシ前か。

九大病院の胃カメラ検査室には、M君と看護師さんで担架（たんか）に乗せて運んでくれた。

私は看護師さんに、「この角度から見てもいい女ですね」と、いつもどおり素直な感想をいう。「このくらいはいつでもいえるように、自分をトレーニングしろ」と、看護師さんがいないところで、M君にオトコとして重要な講義をする。

胃カメラが始まった。途中で嘔吐（おうと）反射が始まってしまった。ぼうっとする薬も全然効（き）かない。男三、四人で全身を抑えこまれる。私はほとんど暴れるテロリストである。

終わったあと、かなり疲労したのを覚えている。腹の中に食い物が残ってなくて良かった。

結果は、さらに三日後のゴールデンウイーク直前、四月二十七日、金曜日に言い渡された。もし、がんなら連休中に家族と打ち合わせしたいので、その前に教えてください、とお願いしていたのだ。そのころには、すい臓がんの五年生存率が低いことは、すでに知っていた。

主治医のY先生、すい臓内科のO先生、研修医のM君の三人で部屋に入ってきた。

まっ、三人で入ってきた時点で、確定と思ったね。

私の細胞の悪性度は四で、がんである確率が高い。その後、何を話したか、あまり覚えていない。

別にショックを受けていたわけではない。すでに私のアタマは、家族にどう説明するか？　治療にどう臨（のぞ）むか？　を考えていた。


ゴルフのゲーム中。最終ホール、グリーン上で相手が外せば優勝。入れてくれば、プレーオフ（プレーオフとはスコアが同じ場合、続きをやってケリをつけること）。

メジャー大会だと、一打五千万円を超えるパットだ。タイガーウッズはこのとき何を考えるか？

「入れてこい」と考えるそうだ。「入るな」と考えると、入ってしまったときのメンタルに悪影響がある。立ち直るのに時間がかかる。プレーオフが始まる前に、メンタルを立て直せないかもしれない。

告知のとき。数日前から検査、検査、検査。当然、がんかもしれないと思って検査している。

検査をしているときから、私は「かかってこい！　がん細胞ども」と思っていた。クロだったら、クロなりに面白えじゃねえかと思っていた。面白いゲームが楽しめそうだと思っていた。

ところで、尿膜管がんの話

尿膜管がん。相当珍しいがんらしい。日本全国で一年間に罹患する人は二十人から五十人。九大病院でも手術は三年に一回ぐらいらしい。

そもそも尿膜管というのは何か？　から説明しよう。ちなみに、元田に「尿膜管がんの疑いらしい」っていったら、「尿膜管って何？」という答えが返ってきた。

私たちが母親の子宮にいるとき、へその緒を介して母親から栄養と酸素をもらう。胎児にとって不必要な老廃物は、へその緒を介して母親に処理してもらう。胎児の膀胱に溜まったオシッコは尿膜管という管を通っておへそから排泄している。

ほとんどの人の場合、この尿膜管は成長するにしたがって塞がるそうである。ところが、これが残っている人がまれにいて、それにがんができてしまったのが尿膜管がんである。

繰りかえしになるが、入院する一年以上前から、私のおしっこからはどろっとしたものが出ていた。元田にも一度相談した。尿検査をしたあと、何も出なかったらしく、ヤツは私に抗生物質を処方した。しかも妻の分も処方した。

ヤツは私の性病を疑ったらしい。私はこんなに品行方正（ひんこうほうせい）だというのに。

でも、まあ泌尿器科の先生でさえ、最初はがんなど疑ってもいなかった。ここも繰りかえしになるが、「そのくらいの尿潜血は出て当然でしょう」「いちおうエコーで見ときましょう」という感じだったのだ。

エコーで見たら、「なんだか、怪しいものが見える」になり、膀胱鏡で見たら、「かなり怪しいので生検をしましょう」ということになった。

膀胱鏡の写真を見せられたが、正常な状態を見たことがない私には、当然よく分からない。ただ、イソギンチャクのようなものが、私の膀胱の中に生えていた。それも地球のイソギンチャクではなく、火星のイソギンチャクのようだった。でも、ま、結局、元田が私を無理やり入院させたおかげで、がんが見つかったので許してやることにする。

ところで尿膜管は生まれる前に、最後まで母親とつながっていたところである。ダブルキャンサー（重複ガン）は大変なことだが、私は、おふくろの細胞たちが残っていて、すい臓がんを教えてくれたのだと今でも信じている。

第三章　覚悟を決めれば、悩まない

患者が最初にすべきこと

あなたは、トラブルに遭ったとき、どう対処しますか？

私の最初の事業は失敗した。二回目の事業、福岡に来たとき、当てにしていた売上げが、リーマンショックでゼロになった。毎月約百万円の支払いがあった。資金繰りとはこんなに辛いモノかと思った。

何しろ、月末にやっと支払いを終えると、来月の請求書がやってくる。カネはない。借り入れは膨らんでいく。六百万円あった現金はすぐになくなり、六百万円ほど持っていたファンドも解約した。さらに、銀行から合計五百万円借り入れた。

私は軽いうつ状態になった。息が吸えないというパニック障害にもなった。このとき私は、三つの精神的なロジックを組み立て、それに従ってこのトラブルを受け入れ、解決を図った。少しずつ事業は好転し、今では笑って話せるようになった。

三つのロジックとは、

一．最悪の事態を想像する。

このとき、私にとって最悪の事態とは、会社を倒産させ、自分が破産することだった。

二．どうしてものときは、一．で想像した最悪の事態を受け入れる覚悟を決める。

会社を倒産させ、破産する。悔しいことだ。

私のことを無能だとあざ笑うヤツがいるかもしれない。これまで支えてくれた妻にも申し訳ない。しかし破産したって、命まで取られるわけではない。メシを食うには困らない。仕事はいくらでもある。バイトだって、運転手だって、やろうと思えばなんだってできる。

事業はまたやり直せばいい。借り入れだって破産から五年経てば起こせるようになる。よしハラは決まった。……と、ここまでを毎晩、座禅を組み、瞑想しながら自分に言い聞かせた。

三．最悪の事態に至らないために、最善の努力をする。

ハラが決まればやることは一つである。

仕事だ。毎日トラックに乗った。油まみれになった。少しずつお客さんが増えてきた。現金が出ていくよりも、入ってくるほうが多くなった。

一年で、メシが食えるようになった。

二年で、営業黒字になった。

三年で、トラックに乗らなくなった。

あのとき借りたカネは、去年すべて返し終えた。四年かかった。

この経験は、がんになったときに大いに役立った。がんが発覚したとき私は、

一．最悪の事態を想像した。

今回は、最悪の場合は死だ。それがゲームの終わりだ。

二．どうしてものときは、一．の事態を受け入れる覚悟を決める。

人はみんな死ぬものだ。少し周りより早めに逝（ゆ）くことになるが、それは運命だからしょうがない。

三．最善の努力をする。

がんに関するさまざまな本を読み漁（あさ）り、情報を集めた。ネットも使った。週刊誌も読ん

だ。ただし、本やネットは五年以上前の情報である。学会に論文が発表されて、エビデンス（科学的根拠）が確立されるまで、薬であれ、治療法であれ、五年はかかる。

そこで得た情報をもとに、九大病院の複数の医師にさまざまな質問をした。彼らはがんのプロたちである。現場の生の臨床経験から得られた知識、知恵が聞ける。こちらが勉強をし、紳士的に敬意を払い、科学的に質問すれば、ていねいに答えてくれる。

病棟内の信頼関係の構築にも励んだ。ナースセンターに、「これ、ウマいんだぜ」といってケーキを差し入れた。

受け取らないときは笑って、「オレ、糖尿病なんだけど、殺す気ですか？」といった。

彼女たちは人助けをしたんであって、賄賂（わいろ）を受けとったわけではない。ケーキをナースセンターに差し入れたあと、掃除（そうじ）のおばちゃんに、「ちゃんと、おばちゃんの分も用意してあるよ」と別のお菓子を渡した。仲間を全員大事に。

私には二つのがんがあり、転移病巣（これはのちに良性と診断された）もあった。

九大の医師たちは多忙の中、科を縦断して私一人のために毎日のようにカンファレンスをしてくれたらしい。

看護師さんたちは献身的に看護をしてくれた。ときには一時間以上話を聞いてくれた。

掃除のおばちゃんは術前、差し入れをしてくれた。病との戦いは現在も継続中である。仲間のためにも敗けるわけにはいかない。

がん患者のメンタルにもっとも大事なことは、死への覚悟を決めることである。

死にざまは、生きざま

私は日本人男性として、自らが死にたくないと考えることを恥じる。

かつて日本人先輩諸氏は国家のため、あるいは愛する家族のため、自らの死を賭して戦ってきた。その結果として、現在の日本の地位が在るのだと思う。

有史以来、食料自給率が百％に満たず、資源のない国で先進国に名を連ねたのは、英国、イスラエル、日本の三ヵ国。英国は武力を使った植民地での搾取により、イスラエルは世界中に（とりわけアメリカに）散らばったユダヤ人の金融力により、先進国となった。

私は日本人であることを誇りに思う。

それゆえに、自らが死にたくないと考えることを恥じる。

がんに侵されていることが分かり、余命三ヵ月といわれたとき、このように考えると同時に、この世を去るのは残念だが、じたばた見苦しい行動だけはすまいと思った。その考えを撤回させ、私に闘病させる意志を持たせた人がいる。

もちろん両親、友人、また治療に関わった医師、看護師さんをはじめとする医療関係者のみなさんには深い感謝の念を抱いている。ただ、妻と二人の友人には、一段深い感謝の念を抱いている。友人の一人は、元田。もう一人は、田中。

彼らのおかげで私には、闘病する意欲が湧いた。彼らのせいで、じたばたすることになった。

がんの転移って、知っていますか？

分かりやすくいうと、全身にがんがばら撒かれたってことだ。医学的なことで間違いがあったら、ごめんなさい。無駄に細かくせず、できるだけ分かりやすく書いているつもりである。

がん病巣というのは、制御が効かず、勝手に増殖し始めた細胞の集まりである。

人間（生物）の細胞というのはよくできていて、手のところには手の細胞ができるし、足のところには足の細胞ができる。これは当たり前のことだが、凄いことだ。だって手に足が生え始めたり、膝（ひざ）から新しい手が生えてきたりしたら、大変だよね。

だから我々の体内では、手にできた細胞には「手になりなさーい」、足にできた細胞には「足になりなさーい」って命令する機能があって、命令に従わなくなった細胞が、がん細胞なのだ。

だから胃がんなら、「オレ胃じゃないもんね」と主張し始めるわけだ。それが、大きくなったのが、がん病巣である。そいつが、どんどん大きくなって、広がることを浸潤（しんじゅん）という。

人間の体の機能には基本的には意味がある。でも、切っちゃっても大丈夫な部分があり、その部分にがんができた場合は、切除すれば生きることができる。切れない部分に浸潤してしまったら根治（こんじ）は望みにくい。

さらにがんの転移だが、要するに血液やリンパ液に乗って、がん細胞が全身にばら撒（ま）かれることである。ばら撒かれたがん細胞は、別のところで根を張り、育っていく。手術をして切ってもまた別のところから生えてくる。

切っても切ってもキリがない。よって、手術をして患者の体を痛めつけるよりは、化学療法などで全体の増殖を抑えましょうとなるわけだ。

だから（遠隔）転移が起こると、かなり厳しい。よくテレビドラマとかで「先生、転移ですっ」みたいな場面があるけど、かなりシリアス（深刻）なわけ。


で、私の場合、もともとは五月半ばに手術する予定だった。

そのときにはもう、がんは二つあることが分かっていた。これは転移ではなく、二つの病巣が別々にできたということである。

いつものように、病院内をうろうろパトロールしていて、泌尿器病棟に戻ってきたら、「林さん、イチ外科（第一外科のこと）のT先生が探していましたよ」と看護師さんにいわれた。その日は手術予定日の二日前、明後日は手術であった。

手術できない？　ゲームは益々面白くなった

病室に戻ってしばらくすると、も一回、看護師さんが来て「T先生、来ていますので、カンファレンスルームに来てください」。

このときは胸騒ぎも何もなかった。ところが、部屋に入ったら、お医者さん三人、看護師さんも二人立っている。で、みんなシリアスな顔している。さすがに、ヤバいかもって思ったね。

でも、私はビビりだから、「おー、みなさんお揃いで、今日はどうしたんですか？」って笑顔を浮かべながらいった。ところが、誰も笑わない。

T先生が、「林さん、まことに残念ですが、手術はできなくなりました」「背骨に転移巣が見つかったんで、手術を中止します」といった趣旨のことをいった。前の日に撮(と)ったMRIで見つかったらしい。

このときはまだ転移って何？　ってぐらいの知識しかなかったので、「なんで手術できないんですか？」ってしつこく聞いたと思う。終始、笑顔でね。

最後に、「先生たちも大変な仕事ですね」っていって、その日のミーティングは終了した。結局、笑っていたのは自分だけだった。

病室に帰って、私は考えた。これでオレの五年生存率は、一パーセントを切ったなって。で、ふと、「ヤバい、明日、嫁と両親が来るんだった」って思いだした。明後日の手術のために、明日、みんなで福岡入りすることになっていたのだ。

「明日、病院に来てからいうか?」

でも、嫁には両親より一秒でも先に伝えたいって思った。

「でも、電話でいう話じゃねえしなあ」「オレ、多分一年以内に死ぬんだよ」なんて電話じゃいえない。

でも、明日、おやじとおふくろと嫁は、同じ車に乗ってくる。「別の車で早く来いよ」ともいいづらい。「なんで?」って聞かれるに決まっている。

このとき、膀胱生検のあとで尿カテが入っていた。チンチンの先から管が入ってたってことです(ここだけ、なぜだか敬語)。おしっこ袋を引っ張って歩いていた。

で、看護師さんに「熊本に帰りたいんだけど、尿カテ抜いてもらえるか、センセに聞いてみて」って頼んだ。

主治医の先生が来て、「林さん、尿カテ抜くと、おしっこが出なくなる可能性があります。もし尿カテを抜くなら病院から出たらまずいです。でも、カテーテル(管)の先にキャップをすれば、おしっこ袋は外せます」っていわれた。

よし、それで行こうって話になった。で、オレはちんちんの先から管を入れたまま、高速を運転した。途中、玉名PAでおしっこした。キャップを外すと元気のないおしっこが出る。残尿感と異物感がバリバリである。

運転中、いろいろ考えた。オレは入院するときも一人だった。がんの告知も一人で受けた。でも、転移で手術できないって告知は結構キツかった。

後悔した。このまま、熊本に着かなきゃいいのにって思った。でも、当たり前だけど、熊本に着いた。嫁は寝ていた。

二十三時ぐらいだったと思う。起こして、いろいろ経緯を話した。泣かれた。こたえた。このときだけはさすがに、強がるんじゃなかったなあって思ったね。「オレ、死ぬんだよ」っていうのは辛（つら）かった。

思えば、ここまで賭（か）けに敗（ま）け続けた。すい臓生検のとき、「がんでーす」。二回目、尿膜管生検のときも、「がんだよーん」で、転移があったと。

敗けっぱなしだぜ。

ところが、ここからゲームは意外な展開になる……。

第四章　一筋の可能性に賭ける

転移の疑いからの日々

よく、がんになったら自分はあきらめる。きれいに死ねるならいいじゃないかという人を見かけるが、間違っている。がんの死に方はそんなにきれいなものではない。ガリガリに痩せ、メシも食えず、痛みにうめくというのが実態である。現場に、美しさ、生命の尊厳などない。

転移が発見されてからも、私はどうすれば治すことができるか？　その道を模索した。九大の医師、看護師のみなさんは本当によく協力してくれた。

例えば転移の告知を受けたあの晩、私は熊本にクルマで走ったが、主治医のD先生、当夜の担当看護師さんは一言も、「今日は困る」とはいわなかった。

外出先で、私が事故でも起こせば、D先生の責任問題である。ましてや私はまだ、ちんちんの先から管が入っていた。それでも全面的に協力して送りだしてくれた。感謝している。

さて、転移が発見されたとのことで、私はまず、すい臓内科の受診をすることになった。O先生に、「オレ、最悪、一番早かったらどのくらいで死にますかね？」と聞いた。本当に余命がないのであれば、それなりの死に支度をせねばなるまい。

「うーん、余命ってものすごく難しいんですよ」「人によってずいぶん違いますしね」と、なかなか答えようとしなかったが、私のしつこさに負けたのか、「そうですね、三ヵ月ぐらいですかね」と答えた。

「ところで先生。オレは糖尿で入院したから、たまたまがんが見つかったけれど、入院してなくて見つからなかったら、いつごろ、痛みとかそういうのが発現してますかね？」と聞いた。

「そうですねえ、すい臓は痛みが出るまで、あと二年はかかるだろうし、専門外だからよく分かんないけど、膀胱のほうも二年ぐらいかな。一番早いのは骨だろうけど、それでも半年ぐらい先なんじゃないですか」

センセ、矛盾してますよー。半年先に痛みが出るのに、三ヵ月先には死ぬことになっている。だが、これは医師が悪いのではない。医療の限界なのだ。

がんを告知すると、「がん患者」になってしまう人がいる。つまり、精神を病み、悪い方向に考え、自分で自分の病気を悪くする人たちがいるということだ。そういう考えであれば、早死にするかもしれないということだ。

私の神経はそんなに細くない。これで二年は生きる予定が立った。

さらに、ここで、O先生から提案があった。

「転移巣はまだ、がんかどうかはっきり分かんないので生検をしてみましょうか？　でも、あの場所は生検できるのかな？　整形外科に聞いてみないと……」

私の骨の腫瘍の場所は非常に難しいところ、第七胸椎の前側にあった。背骨の胸の辺り。体の前側からいうと、みぞおちの辺りである。心臓の真ん前ぐらいのところだ。

生検のときは当然のことだが、直接ハリを入れなければならない。前側からだと肺と心臓が邪魔になる。心臓に刺さったら、痛そう。じゃなくて、死んじゃいそう。が、後ろ側からだと、背骨には脊髄が走っており、ハリが背骨の真ん中を通過することはできない。だが、整形外科を受診したらこの先生は、こともなげに「（生検が）できますよ」と答えた。

手術というのは、術前に必ず説明がある。このときは結局、後ろ側からハリ（というより直径五ミリくらいの釘のようなもの）を斜めに刺して組織を取るということになった。

説明中、私が「脊髄にハリが触ったらどうなるんですか？」と尋ねると、先生いわく、「下半身まひになります。でも、ちょっと触っただけなら、半年ぐらいで回復しますから大丈夫ですよ、ハハハハハ」。私は苦笑い。

先生は続けて、「ちょっと触っただけのときに気づくために、キョクマ（局所麻酔のこと）でしますから。キョクマだったら、ちょっとでも触れば体がビクッて動くから分かるんですよ。ハハハハ。脊髄に触ったのに気づかないで手術を続けたら、一生車椅子ですから、ゼンマ（全身麻酔）は使いません。ハハハハハ」。

明るい先生だったのか？　私は心の中で痛そう（涙）。

だって、「先生、骨って麻酔効くんですか？」って聞いたら、「うーん、削ったあとは効きますけど、削る前はあんまり効きませんねえ。ハハハハ」。

削るときが一番痛いような気がする……。背骨のでっかい虫歯を麻酔なしで取るようなものだ。

この時点で、九大では背骨の影は、ほぼがんだろうという空気が支配的だった。

私は、尿カテの権威なのだ

尿カテとは、尿道カテーテルの略称。尿道カテーテル、あるいは経尿道的カテーテル(英名:Urinary Catheterization)とは、尿道口から膀胱に通して導尿する目的で使用されるカテーテルである(ウィキペディアより。詳しく知りたい方はネットで調べてください)。

男性で、分かりやすくいうと、おちんちんの先からゴムの管(くだ)を差し込む。その先は袋につながっている。自動的におしっこが袋にたまる。このゴムの管のことを尿カテという。

さて、私は尿カテの権威である。するほうではなく、されるほうだが。

都合、三回。一回目は尿膜管がんの生検のとき、二回目は尿閉(おしっこが出なくなること)になって、三回目は本手術(すい臓がんと尿膜管がんを取ったとき)のあと。

一回目は尿カテの洗礼を、二回目は無麻酔で、三回目は三週間以上、入れられた。私は、尿カテの権威である。

私の主治医によると、術前にかなりの男性患者は尿カテを入れられるのを嫌(いや)がるらしい。

術後は痛くて、尿カテの心配をするどころではないのだが、同じ男性として心中はお察しする。

今後、手術を受ける男性諸君の先輩として、いくつか書いておきたい。このあとに書くことは、決してエロを狙(ねら)ったものではない。あくまで、医療と看護、そして患者学としての話である。実は友人の内山という医者が書け書けとうるさいのだ。

尿カテを初めて入れられたのは、膀胱生検のあと、麻酔から覚(さ)めたらすでに入っていた。おちんちんの奥が変な感じ。（書くかどうか迷ったが、正確にお伝えするために）性的快感に似ている。寝返りを打つと（変な）声が出そうになる。

膀胱の奥を掻爬(そうは)（体内の組織をかきとること）されているので痛みもあったが、それ以上に、変な感覚が大きい。生検手術後は、できるだけ動かずに過ごした。だが、自分が動かなくても看護師さんがおしっこを捨てるために袋をひっくり返しに来る。その振動はカテーテルを伝わって私の奥を刺激する。その度に（変な）声が出そうになるのを必死で我慢する。せつない気持ちになる。

この話をすると、ある見舞客が「林さんはMっぽいから少し楽しめましたね」といっていたが、とんでもない。私はドMなので大いに楽しんでいた。

愛人連れの友人

膀胱生検は、五月十一日。本手術の予定は五月十六日。当初は尿カテを入れたまま本手術に臨む予定だった。ところが手術は中止になった。妻に報告に行き、熊本から病院に戻ってきた私は数日で、転移とはなんぞや？　ということを学んだ。

そのときの主治医、D先生に「どうせ死ぬかもしれないんだから尿カテ抜いてください」と笑顔でお願いした。

死にかけた人間の笑顔には凄味があったのかどうか分からないが、とにかくこのとき、先生はすぐに抜いてくれた。

その日の晩は、石田（奥さんの名誉のために偽名にした。石田純一氏は私がリスペクト〈尊敬〉しているタレントの一人である）という友人が遊びに来る予定だった。コイツは綺麗な奥さんがいるのに、しょっちゅう恋人をつくっている男である。

（石田、同窓会に奥さん以外の女性を連れてくるのはもうやめてくれ。幹事のオレが恨まれる）

例によって、石田は奥さん以外の女性を連れてきた。

「オマエなあ、オレ、死にそうなのに……」

まあ、いいや。ビールを飲むオレたち。

「骨が転移だったら、余命三ヵ月かもしれないんだってさ」

笑いながらいう私。一緒に笑う石田。隣で息を飲む女性。

いろいろ話したけど最後は、石田が「オマエ、手術できるようになったら、ちんちん切るのか？」って聞くから、「ちんちんは切らないよ」っていったら、「ちんちんが残るならイイじゃねえか」っていってた。まあ、男にとって、それも真実だよな。

その後、熊本にもう一度帰った。妻とドライブに行った。

石田と別れてからどうも、おしっこの出が悪い。ドライブ中に何度もトイレに行くが、少ししか出ない。おしっこが出ない症状というものがあるとは知らない私は、水やお茶を飲んで出そうとする。でも、トイレに行っても、ちょこっとしか出ない。

膀胱(ぼうこう)はパンパンなのにおしっこは出ない。どうもオカシイということに、夜になってやっと気づいた。

元田に電話した。

「とりあえず、ウチの病院に来い」といわれ、松橋に車を走らせる。おしっこが漏(も)れそう。違う、違う。漏れたほうがイイんだ。でも、クルマの掃除大変だよなあーなどと、大きなカラダの葛藤(かっとう)を抱えながらのドライブ。

元田の病院で導尿を試みる。痛い×1×無麻酔。出ない。時刻は二十三時を回っていた。

「膀胱鏡がないと無理だな」

元田と相談し、九大病院に戻ることに決めた。これから二時間、おしっこできないんだ。

「ゆっくり走られたらイライラしそうだからオレが運転する」と妻にいい、九州道を時速百四十キロで飛ばす。

事故ったら漏らしそうとか、やっぱり考える。でもどちらかというと、漏れてくれたほうがイイかも。我慢しなくても漏れない。そう考えると少し楽になる。

九大病院に着いた。午前一時。クルマを救急のすぐ傍に停め、六階の泌尿器科に急ぐ。担当の看護師さんは若くて可愛い二人組。でも楽しんでいる心の余裕はない。もう私の脳は、オシッコシタイ、オシッコシタイ、オシッコシタイで、テンパっている。

とりあえず看護師さん二人にそれぞれ導尿を試みられる。痛い×2×無麻酔、二人分。だから出ないって。

当直の先生が呼ばれる。エコーで見たあと、もう一回、導尿。痛い×1×無麻酔。やっぱり出ない。エコーで見たら膀胱はもうパンパンだったらしい。と、先生がいなくなる。「えっ、見捨てられた？」と思ったら、先生は外来まで膀胱鏡を取りに行ったそうだ。

帰ってきて、今度は膀胱鏡で見ながらの導尿。緊張しているのかガチガチになっている（注：おちんちんではありません）括約筋の中を無理やり押し込まれる。痛みを我慢するが、どうしても「ぐうー」とかいう声が漏れる。痛い×10×無麻酔＋涙。

と、膀胱にカテーテルが到達したらしい。おしっこが袋にみるみる溜まっていく。と同時に、下腹部が楽になっていく。1リットルほど出た。膀胱の平均的な容量は0・5リットル。「ああ、スッキリした」。

あのときは微妙にヤケクソになっていたので、お酒を飲んじゃいました。反省しています。尿カテ後のアルコールには、みなさん気をつけましょう。

ナースだって気づかないことがある

ところで最初に尿カテを入れられたとき、カテーテル部分はテープで太ももに固定された。このテープは、粘着力が強く、しっかり固定されている。

私は、当時四十歳。まだまだ男性機能は生きている。

生検手術から三日後の朝、おちんちんに激痛が走る。見ると、我が息子は元気に起きようとしているのだが、テープに固定されたカテーテルは、彼を下方向に引っ張っている。尿道口が、ちぎられそうになる痛み。私は慌（あわ）ててテープを剥（は）がした。ふうー。

その後も、看護師さんは処置後、テープでベタッと太ももに固定していく。しかし、看護師さんが病室からいなくなったら、私はテープを剥ぐ。

息子のためだ、しかたがない。

研修医のU君（九大の医学部出で、イケメンで、親は開業医だというすごくムカつく人物だったが、イイヤツだった。余計ムカつく）に、私は「あのさー、おちんちんがさー、ア○ダチするから、下に引っ張られて痛いんだよね。ナースチームにいっといてよ」と頼んでいた。ヤツはいってくれたのだろうか？

数日間、息子はぶらんぶらんと自由にしており、先からカテーテルが伸びている。

その日は私が泌尿器科でもっともお気に入りの看護師、S子さんが担当だった。夕方に処置を終え、もう一度S子さんが病室に入ってきた。

「あっ、やっぱり……」

S子さんが怒っている。カテーテルが太ももから外れているのを見て怒っている。どうもU君はまだいっていないらしい。ヤツは保身のために……。くっそー。

「林さん、なんで貼ったテープを剥がすんですか？（怒）」

その後、二～三分、お叱りを受けた。が、私が考えていたのは別のことだ。S子さんに本当のことを話すか、それとも、いわずにこっそり夜だけ息子のために剥がすか。うーん彼女に叱られているのは気持ちがいい。なんといっても私はドMなのだ。

私は決断した。S子さんに、本当のことを話そうと。

「あのー、S子さん。実はですね。うーんと、実はですね。ボクはまだ、若いじゃないですか。で、朝、起きたときにですね。うーんと、……立ちするんですよ。で、引っ張られて痛いんですよー」

S子さんは聞きかえさなかった。即座に、「本当にすいません」と謝るS子さん。うーん、謝っているS子さんも、なかなかいい。

その後、彼女はテープを私のお腹にピタッと貼って、病室から出ていった。

次の日、別の看護師さんが私の処置をしたが、その看護師さんもテープをお腹にピタッと貼って出ていった。その次の日も、その次の日も……。私の情報は、九大泌尿器科ナースチーム全員（おそらく五十人ぐらいはいると思う）に共有されていた。

「林さんはね、……立ちするから……。ヒソヒソ」（せつない）

元田に電話したら、「オマエは九大のナースチームに新しい看護学を提供した」と、珍しくほめてくれた。

第五章　奈落の底で泣いた、笑った

これじゃ、まだまだ死ねないね

さてと、だいぶ追いつめられているんだったね。書きたい話がたくさんありすぎて、逆に何から書けばいいかわからない。

まず書いとくべきは、オレはこの時期、まったくあきらめていなかった。ゲームは始まったばかり、人生のこの局面を大いに楽しむ。胸を張り、笑顔で、って毎日思っていた。看護師さんに、「体調はどうですか?」って聞かれたら、「最高です」って答えるようになったのは、この時期から。

ただ、敗（ま）けたら死んじゃうわけだから、仲のいい友人には電話した。見舞いに来てくれた。みんなに感謝しているけど、強烈に覚えているエピソードを二つ。

田中に電話したら、「忙しいからあとでいい?」っていう。

「おお、いいよ。長話になるかもしれんから、ヒマなときに電話して」っていった。

こいつは公務員のくせにパチンコ狂い。

運動神経が超良くて、特別ナントカ隊に選ばれそうだったのに、キツイからとか、パチンコが打てなくなるからとかいってお断わりしたらしい。

「海猿みたいになれたんじゃねえの？」って聞いたら、「あんなのキツイさー」って沖縄弁でいってた。今はその運動神経をすべてパチスロの目押しのために使っているという素敵なヤツである。

消灯後に電話があった。オレは個室だったので、消灯後でも電話には出ていた。説明した。どうも転移もあるらしいということも伝えた。田中は親父さんを食道がんで亡くしている。転移というのが何を意味するのかも分かっていた。

「悪い冗談じゃないよね？」って何回もいってた。

夜中まで話した。ヤツが勤務するのは宮古島。尖閣諸島にもっとも近い。対中国の最前線である。二日後の昼には、田中は病室に来た。

「よう、いらっしゃい」とかなんか、オレはいったと思う。

もう、会ったときから田中が泣いているのだ。絶対に泣かないって歯をくいしばって我慢しようとする田中。でも、涙が溢れる。泣く。泣く。オレがもらい泣き。ん？

これは、ものすごく嬉しい経験だった。オレは母親から生まれた。みんなそうだけどね。人は生まれ落ちたとき、母親だけが本当の味方だ。母親だけは、オレが死刑囚になっても、味方してくれるだろう。泣いてくれるだろう。

母親から生まれ落ちたあと、人は少しずつ仲間を獲得していく。

ここにオレの仲間がいた。仲間がいるんだって思った。オレは生きているんだって思った。まだまだ生きてやるぞって思った。

どうしょうもない、オレの仲間たち

オレは親友という言葉を安易に使うのにかなりの抵抗がある。ある友人が親友だとすれば、果たしてそいつのために死ねるだろうかということを常に考える。自分の心の中のことであるから、嘘はつけない。

だから外野（友人の彼女や奥さんが多い）から、「○○（友人）と林さんは親友だよね？」とかいわれると心の中で、そこは土足で入ってほしくないと思う。

「そうじゃない」とはいえないから、苦笑いしながら「そうだね」と答える。別にその友人のことが嫌いなわけではない、しつこいが、そいつのために死ねるかを真摯に考えるのである。友人本人に「お前は親友だ」といったことはない。照れるのだ。だが、田中は親友だ。あいつがオレのことをどう思っていても。


さて、もう一つのエピソード。

午前六時頃、病室で携帯が鳴った。うるせえなあって思いながら画面を見たら、元田。

「おはよう、元田くん」(ミッションインポッシブルの司令官の感じ)

電話を取ったら、酔っぱらっている。

「あのさあ、お前んちの会社どこ?」って、べろんべろんの口調でオレに尋ねる。

繰りかえすが午前六時である。「お前、酒くせえぞ」ってオレがいうと、「ミッチャンにお見舞いを届けようと思って」。

私の妻はミツコといい、元田はミッチャンと呼んでいる。

「だから会社、教えて」っていう。

「お前、今、どこにいるの?」って聞くと、「下通りのドンキ」って答える。

私の親父の会社に妻は勤めていて、住所は戸島。元田の家は松橋だ。

熊本に住んでいる人なら分かると思うが、下通りから戸島までは、クルマで三十分。下通りから松橋までは、クルマで一時間。しかもほぼ逆方向である。

タクシー代が二万じゃきかんなって、アタマの中で計算した。

「やめとけ、元田。お前べろんべろんだぜ」「明日にでも、クルマで来いよ」っていっても、「タクシーだから大丈夫」っていう。

酔っぱらったヤツは人のいうことなど聞きゃしない。で、しょうがないから「熊本市東区戸島町○○……」って教えていたら、途中で、プーッ、プーッって切れた。

その後、何度電話かけても「お客様のおかけになった電話は、電波の届かないところにあるか、電源が入ってないため、かかりません」「お客様のおかけになった電話は、電波の届かないところにあるか、電源が入ってないため、かかりません」。

で、しょうがないからオレは寝た。

十時ぐらいに、ウチの妻から、「元田さんが、お母さんたちのところにいるらしい」って電話があった。なんで、オレの実家にいるんだ？

妻が勤めているのは、オヤジの会社の工場。実家はクルマで五分ぐらいだけど、歩いていくにはチト厳しい。

「なんで、アイツ実家にいるの?」ってオレが聞くと、「知らないよ。こっちが聞きたいよ(軽く怒)」って妻がいう。オレと元田が酔っぱらいのときに、ふだんから一番被害をこうむっているのは妻である。

「とにかく、忙しいからあとで電話する」っていって妻は電話を切った。その日はバリバリの平日で、忙しかったらしい。

あとで聞いた話を総合すると、元田はウチの会社に行こうとして、タクシーの運転手さんに調べてもらったらしい。ところがウチの会社の登記は親父の家、菊陽。ふだん、実務をやっているのは戸島の工場である。中小企業にはよくあることだ。

で、間違ってウチの実家に着いたらしい。

ウチの実家には防犯カメラが付いている。元田が酔っぱらってうろうろ実家の周りを探していたら、ウチのお袋に見つかったらしい。お袋は元田とは面識があった。で、「元田く〜ん、まあ入んなさい」と、いったというわけだ。

こういうときに医者という肩書きは便利だ。繰りかえしになるが、元田はこのときべろんべろんで酒ください。午前七時前である。警察を呼んでもおかしくない。だが、元田がウチの実家に上がったあと、話を聞いているうちにウチのお袋は、「まあ、飲みなさい」と酒を出したという。平日の午前八時ごろ。なかなかシャレてるぜ、お袋。

これも繰りかえしになるが、このときは転移が見つかって九大の医師たちにさじを投げられかけていた時期だった。元田は朝っぱらから、酒を飲みながら「育生の手術はオレがします」「誰も手術しないっていったらオレがします」と泣きながら繰りかえしいっていたらしい。お袋は、「あの子、育生くんじゃなくて、育生っていってた」って何回もいった。反応するのはそこ？

あのなあ、元田、酒気帯びで手術はやめてくれよ。違う、違う。あのなあ、元田、お前、小児科医だろ？　手術なんかしたことあんの？　注射だって苦手なくせに。違う、違う。あのなあ、元田、お前、オレの手術なんかして、オレが死んだら医師免許剥奪（はくだつ）だろ？

ただなあ、元田。ありがとう。お前はオレの親友だ。お前がオレのことをどう思っていても。

メディポリスがん粒子線治療センター

転移の告知から十日ほど経(た)ったころ、鹿児島の指宿(いぶすき)の陽子線センターにセカンドオピニオンを受けに行った。すい臓と、背骨のがんを陽子線で焼けないか、というセカンドオピニオンである。

手術って痛そうだし、粒子線治療は痛くないって聞くし……。オレは痛いのは大嫌いだ。看護師さんは大好きだけど、注射はキライ。

この先生、診察にアロハシャツで出てきた。

「ウチは白衣禁止なんだよ」

確かに、看護師さんらしき人もみんな事務服。

「そうですか？　オレは白衣の天使も捨てがたいですけどね」といったら、「いやあ、四十年も医者やると白衣も見飽きるんだよ」。

先生の趣味なんだ……。でも白衣に飽きるなんて、医者にならなくて良かった。

「患者さんにも病衣や寝間着を着るのを禁止したんだよね」

「で、みんな入院中、テニスやらゴルフやらしてる」

「そしたら、入院に保険が下りなくなっちゃってさあ、ハハハ」
「神戸はベッドが余っちゃって大変だよ」
先生は神戸の粒子線センターのご出身である。病院経営サイドからいうと、メイワクな先生である。

持ち時間は一時間だったが、白衣についての真剣な議論を五十分ほど、残りの十分で病気について話した。セカンドオピニオンにかかった費用は宿泊費を含めると、十万円ほどである。実に有意義なディスカッションだった。

結局、先生が最後にいったのは、「膀胱（ぼうこう）とすい臓をチャチャっと切ったら骨焼きにおいでよ」「でもね、ボクの目には骨のヤツはどうもがんじゃないように見える」

反撃の狼煙（のろし）が上がりつつあった。

第六章　反撃の狼煙

私の人生最大のバクチ「転移巣の生検」

二〇一二年五月三十日、朝。生検手術が始まった。私のこれまでの人生でもっとも賭け金の高いバクチである。

何しろ転移であれば、五年生存率は目一杯楽観的に見て〇・二パーセント。ある説では五百人に一人、がんの自然寛解（好転）は起こるらしい。悲観的に見れば三ヵ月以内の死。転移でなければ、悲観的に見て一パーセント。楽観的に見ると二〇パーセント。

ただこの事実を正確に知っているのは、九大の医療チームを除くと私と元田だけだった。妻を含めた家族にはいえなかった。

整形外科のセンセが麻酔をかける。局所麻酔。アルコール綿で背中をなでられる。

「冷たいですか？」

「まだ、冷たいです」

実は、もう冷たくなかったのだが、二回ぐらいウソをついた。少しでも麻酔がよく効くようにである。

三回目、バンジージャンプから飛びおりる覚悟で、「もう、冷たくないかもです」と答えた。

ふつう、この手の手術のときは、ぼーっとするクスリを入れられるのだが、このときは例の脊髄の件があるので何も入れられず、意識は非常にクリアである。看護師さんにオシリ見られているとか、どうでもいいことが気になる。

背中で何かが起こり始めた。

感触はまったくない。そのうち、センセが「ハンマー」といった。

いよいよ、骨の掘削開始である。

「ガンッ、ガンッ、ガンッ」

骨に直接振動がくる。意に反して、痛くない。

センセが「痛いですか？」と聞いてきたので、「少し」と答えたら、麻酔を追加してくれた。そのうちセンセが、「ペンチ」といった。

お前は大工か？　と心の中で突っ込んでいたら、「グリッ」。これが痛かった。

「うぎゃ」っていったら、麻酔を追加してくれた。

とにかく、「ハンマー、ペンチ、ハンマー、ペンチ、ハンマー、ペンチ」の繰りかえしである。ちなみに、ペンチのほうが痛い。

「ハンマー、ペンチ」を十回ほど繰りかえしたら、どうも終わったらしい。

「もう、痛くないですからね」

背中では術後の洗浄作業をしている。

黒幕先生登場

洗浄作業が終わったころ、「なにぃー、出ない？」とセンセが怒り始めた。

私はうつぶせに寝ているのだが、アタマの真上で怒っている。

「出ないなら、イイじゃねえか」と心の中で突っこむ。

センセは私の背中に手を置き、「林さん、がんが出ないので、もう一度、お願いしていいですか？」。

私は、「出ないって、良性のモノに見えるってことですか？」。

「いやぁ、ふつうの細胞しか見えないらしいんですよ」と、センセ。

「なので、もう一度」

私は心の中で、「さっき、もう痛くないっていったじゃん」（泣）。

でも、私は大人なので、ミエを張って「どうぞ、お願いします」。

またハンマー、ペンチが始まった。相変わらずハンマーのときは骨に直接ガンッ、ガンッ。ペンチのときはグリッ、うぎゃである。

で、静かになったあと、また頭上でセンセが怒りだす。どうやらまだがんは出ないらしい。

「だから、出ないならいいじゃねえか」（心の声）

今度はセンセ、ＰＨに「黒幕先生、呼んで」（黒幕先生は、執刀医のセンセの上司、多分）。

二〜三分後、ＰＨが鳴る。

「ナニイー、黒幕先生がいないー？　ＰＨは？　ＰＨも出ないー？」

「誰か、走って探して来いー」（怒）

センセのテンションは最高潮である。

ところで、出たら死刑確定、出なければ執行猶予である。

私は、悪の帝国に捕らえられているのだ。骨の中のヤツが良いモノなら、助かる。悪いモノなら、殺される。

悪の親玉、黒幕先生（センセごめん）が来るまで、それからさらに二回ハンマー、ペンチ、グリッ、うぎゃをやられた。

合計四回終了したところで、黒幕先生が現われ、頭上で執刀センセと話している。

「先生、どうしますか？　出ないですよ」

「しょうがない、ヤメにしようか」

終わった。

天王山のゲームに勝つ

がんは原理的に治らない病気だ。

経営者とは何か？　リスクを取る人のことだ。ある事業を行なうとき、なぜそれをするか？　と問われれば、人のためとか社会のためとか、どんなにご立派な御託を並べても、商売であれば結局は、儲かりそうだからと答えるしかない。

当然、それにはリスクがつきまとう。他人より多くの利潤(りじゅん)を得ようと思えば、より多くのリスクを引き受けるのが自然な姿だ。

私は経営者である。故(ゆえ)にリスクを取ることに慣(な)れている。

がんを告知されたとき、私はより多くのリスクを引き受けることに決めた。どんなにカネのかかる治療であれ、どんなに痛みの伴う治療であれ、どれだけ長い時間かかる治療であれ、必要ならば行なうということだ。

ところで、がんは原理的に治らない病気だ。だから、がんに対する医療は外科的切除が第一選択になる。がん細胞が広がらないようにするには、それが最善だ。

がんに対する医療の第二選択は、放射線、粒子線治療である。第一選択、第二選択とも意図するところは同じで、局所にあるがんを消滅させるという狙(ねら)いである。

第三の選択は化学療法である。基本的に遠隔転移がある場合、化学療法が手段として採用される。なぜなら遠隔転移がある場合、がん細胞が全身にばら撒(ま)かれているからだ。

ばら撒かれたがん細胞は、全身の各場所で芽をふき成長する。つまり分かりやすくいうと、遠隔転移があれば延命治療になるということだ。

すい臓がんの場合、手術ができる患者は二十パーセントに満たない。残り八十%は手術をしても、かえって死期を早める可能性が高い。さらに二十パーセントの内、完治を目的とした手術は十パーセント程度かもしれない。残り十パーセントほどは、例えば姑息的吻合術など患者の残された人生のＱＯＬ（生活の質）を改善するためのものであると考えられる。

遠隔転移の可能性を示唆されて、私は生きる手段を一つひとつ奪われていく日常を味わった。リスクを取りたくても、取れないのだ。

それに比べれば、完治を目的とした手術を受けられることは、なんと幸せなことだろう？　背中の腫瘍が良性であることを、元田は一人祈っていたらしい。

術後、私が電話して、「シロだったぜ」といったら、腰が抜けたらしい。

天王山のゲームに私は勝利した。反撃の狼煙は、上がったのだ。

研修医Ｍ君

生検が終わって私は、方々に電話をかけた。元田は、のけぞって祈っていたそうだ。

「なんで？」と私が聞くと、「お前のは背骨だっただろう？　だから……」。

根拠は不明である。その後、ヤツは腰が抜けたらしい。

妻にも電話した。

「知っていたよ」と妻。転移だったら早晩、私が死ぬということを知っていたようだ。心配をかけたくないというのと、仮に転移だったとしても、ゲームを闘わなくてはならないのでいえなかった。私はがん治療というこのゲームのリーダーだ。

例え、絶対絶命でも、「勝つよ」と笑っていえるリーダーに、私ならついて行きたい。

田中にも電話した。転移病巣良性の診断で、五年生存率は、「ネガティブに見積もっても一パーセント、ポジティブに見積もれば二十パーセントになった」と伝えると、「林なら楽勝さー」と、脳天気なコメントをくれた。

「退院したら、パチンコに行こうぜ」というと、「オレはスロットのほうがいいさーねー」と相変わらずの素敵ぶりである。

私が九大病院に入院したのは四月二日。月曜日で新学期が始まる日だった。同じ日に研修医のM君は、医師免許を取って初めての研修を糖尿病内科でスタートさせた。

私は「オレとM君は同期だね」といっていたが、M君が私を同期だと思っていたかどうかは、定かでない。

同じデブ同士、妙に気が合った。M君が私と、気が合ったと考えていたかどうかも、定かではない。入院初期、彼は毎日私の病室に来た。

「林さんは大きな病気の経験はありますか？」と聞くから、

一日目は、「あれは二十五年前、あのときの病はひどかった……」。高校生のときの二十歳年上の人妻にした恋わずらい。

二日目は、「あれは二十年前、あのときの病もひどかった……」。ハタチのころの同級生への恋わずらい。

三日目に、「あれは十五年前……」といいかけたら、「もう、恋わずらいの話はいいですから、何かネタをください」。

私がいおうとすることが分かるとは、さすがダテに九大の医学部、出てないな。

毎日、カルテにいろいろ苦労して書いていたが、もう書くことがないらしい。

このころ、私は血糖値も下がっていたので、「健康なんだからしょうがないじゃん。早く退院させるように、（指導医のセンセに）頼んでよ」と彼を悩ませていた。

ある日、彼は、「採血をします」。

注射セットを病室に持ってきた。

「ところで、M君。注射は何回目？」と聞くと、「初めてです」。

力強くいう彼。そりゃ、入局して初めて担当した患者が私だからね。

「M君。そういうときは、二、三回目かなー？　とかいうんだぜ」とオトナがつくべきウソについて教えた。
二、三日後、「今日はルートを取ります」。
ルートとは、点滴のための注射のことで、採血より数倍痛い。

「M君、ルートを取るのは何回目？」

「二、三回目かなー？」とM君。目が泳いでいる。

分かりやすい男のほうがつきあいやすい。

信頼し合える間柄にならないとね

採血とルート、M君の注射の筆おろしが済んだころ、がんは発覚した。

がんが発覚したあと、M君は私のためにさまざまな検査の手配をしてくれた。

CT、MRI、PET・CTなどの画像検査。すい臓生検などの各種検査。指導医の先生の計らいもあったかもしれないが、実務はM君が一人でやってくれたらしい。きわめて早いタイミングで検査を入れてくれた。それが研修医のお仕事じゃん。当たり前じゃん。そう思った患者は、がん治療というこのゲームに敗ける。「敵を知り己を知れば百戦危うからず」である。医療サイドの考え方を知るべきだ。

ところで、あなたや家族にがんの疑いが出たら、どうだろう? タイヘン、タイヘン、早く検査をしてよ、早く手術してよ、と思うのではないだろうか? がんの疑いのある人の場合、MRIは入院で通常一ヵ月、外来なら二ヵ月ほど待たされることも珍しくない。

さらに手術は待たされる。場合によっては(一般に進行の遅いがんの場合)二〜三ヵ月、待たされることも珍しくない。しかし、これは当然なのだ。

よく考えてみてほしい。九大病院にはベッドが約一〇〇〇床ある。そのうち少なくとも半分の約五〇〇床の患者は、ほっとけば死ぬ患者である。

はっきりいえば九大病院などの中核病院において、初期の胃がんなどは軽症の部類に入る。

博多駅であなたが、鼻血を流して倒れていれば、大騒ぎになる可能性がある。場合によっては、救急車を呼んでくれる人がいるかもしれない。

しかし、九大病院に送られてきて、原因が重病などではなく、ただ転倒したなどの理由であれば、ティッシュペーパーを鼻に詰められて、追いかえされるのがオチである。

彼らは重病人の治療で忙しい。

先ほどの話に戻る。ＭＲＩなどの検査機器、あるいは手術室のベッドなどは、ほっとけば死ぬ重病人たちの間で順番が争われているのだ。あなたやあなたの家族だけが重病人なのではない。

が、医療サイドからは、みんな死にそうなんだから、あなた（または家族）にも待ってもらわなきゃとはいえない。

この医療サイドと患者サイドの感覚のズレは大きい。第一、日本の医療機関は優秀なので、脳や心臓などの明らかに治療を急ぐ病気の場合、きちんと適切な処置を取る。

切除可能ながんは、数ヵ月ほっといても治療成績に与える影響はきわめて軽微だそうだ。

もちろん、どうしても体調がオカシイと思ったら医師や看護師さんに報告すべきだが、過度にクレームをつけるのはやめよう。

私の場合、最前線で働いてくれたのは研修医のM君。

M君のおかげで私は、すい臓がんの疑いから二週間後にはMRIに乗り、手術の予約は三週間で入った。

転移巣の骨生検を受けた時期、私は九階の糖尿病内科から六階に引っ越し、泌尿器科の病室で寝泊まりしていた。M君は泌尿器科にもたびたび見舞いに来てくれていた。そして、電子カルテで私の病状を把握（はあく）していた。

糖尿病↓ほぼ健康体↓尿膜管がんの疑い↓すい臓がんの疑い↓すい臓がん確定↓尿膜管がん確定↓転移巣疑い↓手術不可能↓転移巣シロ↓手術可能。

私の各診断をすべてM君は見ていた。

背骨の生検が良性だと聞いて、私は六階の泌尿器病棟から九階の糖尿病病棟に遊びに行った。

九大病院の研修医は、二ヵ月ごとに研修先の科が変わっていく。その日は五月三十一日、

M君は糖尿病病棟の最後の日で、先輩医師たちから、かわいがりを受けていたらしい。

ノートパソコンを積んだ台車を押して、病棟内を巨躯(きょく)を揺らし、猪(いのしし)のように走り回っている。

私が、「おーい、M君。そんなに走って看護師さんにぶつかったらどうすんだよ？」というと、きわめてメイワクそうな顔で、「何しに来たんですか？　今日はラストなんで超忙しいんですけど」。口調も早口で、若干不機嫌である。

私は、「転移巣の生検な、あれ、シロだったぜ」。

M君の表情が変わる。私のほうに真っ直ぐドタドタ走ってくる。息がキレている。顔つきで興奮しているのが分かる。

「シロって？」

「良性だった、ってことだ」

「ということは？　手術適応？」

息が上がっている。

「そうだ」

M君は飛びあがって、ガッツポーズ。病棟が少し揺れた気がした。

「おい、早く戻らねえと、仕事、仕事」
「ああ」といって、彼はまたドタドタ走っていった。危なかった、十五も年下のガキに涙を見せるところだったぜ。
ありがとう。嬉しかった。そのハートを持った医者でいてくれよ。

第七章　手術までの日々、そして運命の日

泌尿器科医、D先生

五月十六日に手術の中止を宣言されてから、転移病巣の生検の結果が出る五月三十一日まで、私はとにかく明るく振るまっていた。

暗くなって、へこんでいてもメリットは何もない。ある実験では、ネガティブなストレスを与えれば与えるほど、がん細胞は成長するらしい。がんになったことをストレスにして思い悩むなど愚の骨頂である。がんに栄養を与えるようなものだ。

私自身、例え治る可能性が低くても、最大限の治療を受けたいと望んでいたこともある

が、九大病院の第一外科、泌尿器科、すい臓内科の各チームは、カンファレンスを繰りかえし、結果として骨生検を選択した。

去年、二〇一三年の五月に高校の同級生とプチ同窓会をした。医者が三、四人いた。私の病の経緯を話し、背骨の生検の話になった。

某同級生は、「九大はそこまでやるんだー」。彼ら医者の常識では、すい臓がんで尿膜管（膀胱）にもがんがあり、骨転移らしきものがあったら、即延命治療だそうだ。

患者の立場としては、「イヤイヤ、あそこで骨生検してなかったら、完治への選択肢がないじゃん」。

骨病巣が難しい場所にあったというのも影響しているとは思う。

でも、侵襲（患者へのダメージ）とメリットとの貸借対照表を計算すれば、それが医療の常識。治療方針の選択は、最終的には患者がするものだ。

骨生検手術の説明で、整形のセンセが、「脊髄に触ったら半年、下半身まひです」といったとき、私がぎゃあぎゃあ騒ぐような患者だったら手術できていなかった。どんな治療を選択していけるか、最終的には患者の態度、姿勢がカギを握っている。

死がかかっていると、ふだんは温厚な人でもクレーマーになってしまう、という危険が隠れている。が、クレーマーを本気で治療する医療機関はない。

病院で死にそうなのは、私だけでもあなただけでもない。そもそも大学病院に入院しているだけで、病気のエリート、命に別状があるから入院しているのだ。

九大があそこまでやってくれたのは私の年齢、体力、精神力などを見てだと思うが、きっと、がんと闘う姿勢を汲んでくれたのだと思う。私はケチな自慢話をしたいのではない。単純にそれしか助かる道がなかっただけだ。

背骨の転移病巣が出てから骨生検の結果が出る日まで、とにかく先生たちのテンションは低かった。私一人のために何人もの医師が葛藤してくれたかと思うと、本当に申し訳なく同時にありがたいと思う。

だが、結果、背骨の病巣は良性だった。

五月三十一日。糖尿病内科のM君のところに報告に行って、病室で涙が引いたころ、D先生は病室に走って入ってきた。M君といい、D先生といい、この病院の医者は本当によく走るなあと、どうでもいいことを考えたのを覚えている。

D先生はベッドにあぐらをかいていた私に、「林さん、来週の月曜日、手術室空いているけど、やる？」と唐突に用件だけをいう。

木曜日の夕方だった。目の色が変わっている。私は心の中でええっ？　やるっていわれてもまだ心の準備ができてないし、まだ手術のことも知りたいし、まだ、エトセトラ、エトセトラ、エトセトラ……と、いろいろ考えた。ただ、D先生が少しでも早く手術して、私を救ってやりたいと思って病室に走ってきたことだけは理解した。

私は、あぐらから正座に座り直し、「よろしくお願いいたします」。

「いたします」を口にしたころには、D先生の姿はすでに病室になかった。

神頼みもした、ゲンもかついだ

二〇一二年六月一日。この日は何をしていたか覚えていない。おそらく手術ができる嬉しさのあまり、方々に電話しまくっていたのだと思う。

六月二日、手術の前々日、筥崎宮に家族でお参りに行った。神さまに手術の成功を祈るためである。暑い日だった。

筥崎宮はそう広いわけではないが、それでも駐車場にクルマを停めて、お参りして帰ってくるまで三十分ほどかかる。その間、誰一人おみくじを引こうとは言い出さなかった。今度、私の周りで手術を受ける人が出て、神社に行くことになったら、宮司さんを買収して、おみくじはすべて大吉にしてもらうことにしよう。凶が出たらシャレにならん。神さまも、そんなオトナのウソなら許してくださると思う。

六月三日。手術の前日。家族は見舞いに来てくれた。人数は増えていた。食事は術前食。トマトの皮までむいてあった。昼食までしか出なかった。昼過ぎから下剤を飲まされた。約二リットル。昼食後に私は自動販売機でスポーツドリンクを買った。その自販機は数字が四ケタ揃うと大当たりで、もう一本出てくるやつだった。

それまで、二ヵ月入院して一度も当たらなかったが、その日はなぜか当たった。神さまからの粋な計らいだと解釈した。

ゲンをかついで下剤と合わせて三リットル、苦しみながら飲んだ。

運命の日の朝

六月四日、手術日。手術の前の日はよく眠れた。

どうせ全身麻酔で八時間近く眠らされると聞いていたので、寝なくてもいいやと思っていたら意外に爆睡できたのだ。

朝、六時に起きてシャワーを浴びる。感染症のリスクを少しでも減らすためである。神は細部に宿るというが、間違っている。細部にこだわって神を宿らせるのだ。

元田によると、日本海軍は大事な海戦がある前、兵士を風呂に入らせ、甲板に塩を撒いたそうだ。相変わらず、どうでもいいことはよく知っている男だ。

チンチンの毛は前の日に自分で剃った（今はバリカンがあり自分で剃れる）。ホントにどうでもいい情報だが、手術を受ける人が知りたいかもしれないなと思う情報はお伝えしたい。

午前七時四十五分、泌尿器科の病棟を出る。五分後には手術室に着いた。

午前八時、始まってしまった……。

手術台に乗る。まずは手の甲の静脈から、ぼやっとするクスリを点滴される。このとき麻酔科のセンセが一発でルートを取れなかった（ルートを取るとは、点滴のために静脈に注射をすること。下手くそな医師も多い）。おいおいセンセ、大丈夫かよーと一気に心配になる。だが、残念ながらここはキャバクラではないから、指名のチェンジはできない（涙）。

女の子に嫌われるのが怖い私は、キャバクラでもチェンジをしたことはない。背中に注射のための麻酔を打たれる。私はチキン（臆病者）なのでビクッとする。

「痛いですか？」

「痛いに決まっている」などとはいえず、「ちょっと……」。

その後、アルコール綿で背中をなでられ、「冷たいですか？」。

ホントは、一回目からもう感覚はなかったのだが、チキンな私は「冷たいです」と言い張り、五回ほど麻酔を入れてもらう。

四回目ぐらいから麻酔科のセンセの目が、「ホントに効いてないの？」と語りかけてきていたので、五回目でしょうがなく「冷たくないです」といってしまった。

で、本麻酔を打たれる。ぶっとい針がドンって入ってくる感触。

「ウギャ」っといったらセンセが、「痛いですか？」。

私の答えは、相変わらず、「ちょっと……」。

でも、ビビっただけで痛くはなかった。その後のことはあまり覚えていない。

気がつくと、周りに家族がいた。私は「今何時？」と聞いた。

術前に外科のセンセ、泌尿器のセンセに「手術は何時間かかるんですか？」とリサーチしてあった。外科のセンセは五時間ぐらい、泌尿器のセンセは三時間ぐらいと答えた。

前後に麻酔の導入と覚醒（かくせい）があるから、術前に手術時間は八〜十二時間と見積もった。

開腹後、浸潤（しんじゅん）が進んでいた、あるいは腹膜播種（ふくまくはしゅ）（腹膜にがんが転移している状態）があったなどして、私の手術がうまくいかなかったら、できるだけ早く腹を閉じ手術を終わらせるはずだ。逆に予定外に動脈を傷つけたなどであれば、手術時間は長くなるはずだ。

また術後すぐの段階で、私が「手術はうまくいったの？」などと聞いても、手術が失敗だった場合、誰も本当のことはいうまい。

「六時だよ」と、誰かが答えた。私は、安心してもう一度、眠った。

術後の痛み

術前に、麻酔医の先生と面接をした。

「術後はガンガン痛み止めや麻酔を入れて、痛みがないようにコントロールしてくださいね」と、私。

「任せてください。今の医療をバカにしてもらっては困ります」と麻酔医の先生は調子がいい。

術後、一時間ほども経ったただろうか？　だんだん痛みが増してきた。看護師さんに、

「だいぶ痛くなってきたので、痛み止めを追加してください」と私。

「林さん。もう痛み止めは全量入っていますよ」と、明るくいう看護師さん。

腹を三十センチも切っているのだ。痛いなんてもんじゃない。

私はその後、「腰骨の破裂骨折」というやつをやっているが、骨折の痛みを子供のケンカとすると、このときの腹を切られた痛みはパレスチナの戦闘ぐらいはある。

「えーっ、麻酔の先生はイッパイ痛み止め、入れてくれるっていったよー」

ほとんど赤ちゃん言葉で必死に訴える私。

はては痙攣しながら、「ケイレンしてますぅー」といって、痛いことを訴えた。

妻はそれを見ていて、「痙攣してますっていいながら、ホントに痙攣するヤツはいないと思うけどね」。

痛みは人を追いつめる。このとき私は、これまでお世話になった医師のみなさんを心の底から恨んでました（ごめんなさい）。

手術の翌日、当然だが、このときキズはまだグジュグジュしている。当たり前のことだが、切り裂かれたように痛い。

ちなみにこのとき私は、「切り裂かれたように痛いでーす。痛み止めをくださーい」と、ずっとつぶやいていた。

妻は横で、「切り裂かれとるし」とつぶやいていた。

午前十時、看護師さんが、「歩きますよ」。

腸閉塞などのさまざまな合併症を予防するために、手術の次の日は歩かされるのがスタンダード（標準）だそうである。今後、手術を予定されている方は覚悟を決められたい。

私は自他ともに認める女好きだが、このときは看護師さんが鬼ババアに見えた。

ベッドから起き上がるのに三十分。ほんの五メートル先の扉まで行って戻ってくるのに十分。ベッドに座って寝る態勢になるのに三十分。私の人生でもっとも痛い体験は終了した、と思った。

ところが、十四時ごろ、看護師（さんづけしないよ）が、「林さーん。歩き方が足りなかったので、もう一度、歩きましょうか?」。

私は心の中で、「冗談やめろよ。歩き方が足りないなら、あそこの扉のトコでいえよ」。私は、ふんっと首を看護師と逆方向に向けて、「オレはもう、歩かない」と駄々をこねた。というよりも必死の抵抗である。ほんと、めちゃくちゃ痛いんだよ。

このとき、尿カテが入っていた。尿カテは三回目、私は尿カテの権威である。看護師に、「チンチンの管がおかしい、奥まで入り過ぎている。（泌尿器の）D先生が来るまでは、歩かないよ」と、のたまわった。

D先生は十三時ごろ、病室に来たばかりだ。九大病院の医師は忙しい。私の病室に来ている余裕はないだろうというケチな作戦があった。

ところが、三十分もしたらD先生は現われた。

「林さーん。なーんかダダこねてるんだって?」

私はD先生にアタマが上がらない。

「尿カテはね、オレが入れたから、ダイジョウブ」と本物の権威からいわれた。私の作戦は失敗に終わった。

しかたがなく、右にD先生、左に研修医のU君に支えられ、もう一度、扉のところまで歩いた。扉のところで、「ホントにここで引きかえしていいの？」と聞く余裕は、私に残されていなかった。


痛みが治まったころ、元田に電話した。

「お前、手術が痛いっていいわなかったじゃん」

「だって、痛いっていったら、お前、逃げるだろ？」。

逃げるか、バーカ（怒）。

だが、その後、私と元田の恩師ともいえる高校の先生の胃がんの手術が控えていた。先生は御年（おんとし）八十歳である。

私は覚悟が決まったほうがいいだろうと思って、「先生、手術って、めちゃくちゃ痛いですよ」と電話でお伝えしたら、先生はなかなか手術を受けることに同意しなかったそうである。

先生、ゴメン。先生の説得にあたった同級生の医師のみなさん、ゴメン。

第八章　術後、ひもじくて、ひもじくて

当たり前だけど、手術は痛いです

すい臓がんの開腹手術は死ぬほど痛い。死ぬほど痛い時期は三日間。水も食事も、口から入れるモノがいっさいダメな時期が一週間。食事が食べられない時期が、二ヵ月。退院したのに思うように動けない時期が、プラス二ヵ月、術後、四ヵ月。ふつうに生活が送れるようになったのは、半年後。スポーツもガンガンできるなぁってレベルまで回復するには、ほぼ一年かかった。

前に転移について書いた。転移があると手術で病巣を切っても別のところにがんが生えてくる可能性が高い。そして手術によるダメージは非常に大きい。

あの手術で経験した痛み、さまざまな生活への影響を考えれば、転移がある患者さんに私は手術を勧めない。というよりも仲のいい人なら、積極的に止めるかもしれない。

がんに関わる医師たちは、術後の患者を毎日診(み)ている。手術はできないという判断を医

師が下す背景に、このような事実がある。

私にも医師に手術ができないといわれて、納得できなかった時期がある。手術ができなければ完治することはないのだから、手術を受けたいという気持ちは痛いほど分かる。

実際、私も転移があるといわれていたときはそうだった。


例え転移の告知を受けても、できるだけ早くアタマの冷静さを取りもどすことが大事だ。指揮系統が混乱している軍は敗(ま)ける。

あなたが難病と闘うときの大本営は、あなたの脳だ。また、化学療法で全身のがんを攻撃したのち手術に持ちこみ、生存していらっしゃる患者さんだっている。できることをしなければ戦に勝てる可能性はない。

術後、四日目の午前四時ごろ、目を覚(さ)ました私は、痛みがなくなっていることに気づいた。動けば痛いが、ゆっくり動く分には痛くない。一人ベッドからごそごそ起きだして、歯を磨(みが)き、ヒゲを剃(そ)った。さっぱりした。よし。痛みが消え、冷静さを取りもどした。

そういえば、偉い患者さん

術後、まだ私が痛くて動けないとき、カーテンの向こうで同室の人が、「おおい、看護師ー、吐き気がする」と、すごく偉そうに看護師さんを呼びつけていた。

奥さまも、比較的偉いのか、「早く、走って持ってきなさい」とか、威張っている。

看護師さんは、病室を出ていった。

しばらくすると、その偉い患者さんが、「ちゅ、注射な!?」と、叫ぶ。

声がビビっている。

看護師さんの、「イヤー、吐き気があるなら、クスリ飲めないかと思って」というスマした声が聞こえる。

偉い患者さん、「なーんか、吐き気、治ったごたるー」。

偉い奥様も、「あんた、治ったねー」。

実るほど コウべをたれる 稲穂かな

術後、三日目ぐらいで、まだ腹が痛いときだったが、嫁さんと声を殺して笑った。

腹、痛かったー。

がんになって、父に送ったメール

高校の同級生は、二代目が多い。青年会議所の飲み会などに行っても、二代目ばかりである。私の周りはボンボンが多い（四十超えてボンボンもないかもしれないが）。

父は今年六十七歳、私が小学校に上がる前、二トンのトラック一台で仕事を始めた。食用廃油、あぶらのリサイクル業。あまりきれいな仕事ではない。私と妹三人、合計四人をあぶらで育てた。

現在は会社も二つ持っているし、私の会社を含めれば三ヵ所拠点がある。たまに作業着を着て気が狂ったように仕事をするが、ふだんはゴルフばかりしている。先月は、ゴルフが多くて疲れたそうだ。

たいていの二代目は初代とは仲が悪い。二代目が集まると、「オヤジはアタマが固くてさあ」という話が、そこかしこで聞かれる。例に漏れず、私も父とは仲が悪かった。ひどいケンカもした。口も利かない時期も、あった。

五年前、私が福岡の会社を立ち上げたときは、リーマンショックの直後。最初、まったくうまくいかなかった。自殺する人の気持ちが分かった。毎日が嫌で嫌でしょうがなかった。

でも、おかげで父の苦しみが分かった。子供を四人抱えて、苦しい時期もあっただろう。資金繰りの苦しみ、誰にも相談できないこと、すべてを失うかもしれない恐怖。創業時の苦しみは、創業してみなければ味わえない。

福岡に進出して数年、父の苦しみが分かったのに、なかなか和解はできない。別にケンカをしているわけではないが、シラーッとした空気が父との間に流れている感じが長く続いた。

一昨年、がんが発覚した。死ぬかもしれなかった。ある日、父が見舞いに来た。身の振り方、私が死んでしまったら会社をどうするか、父と病室でいろいろと話し合った。

帰ってから、私は長文のメールを父に送った。内容は忘れてしまった。でも、いいたかったことは覚えている。「オヤジを尊敬しているよ」ということだ。

今、私と父は、毎週麻雀を打つ。絶対に敗けたくないライバルである。

術後の絶食の話

妻は動物好きである。ウチでは巣から落ちて死にかけていたスズメを飼っている。がんの手術は痛かった。三日三晩、たいして睡眠も取れず、ベッドの上でうなされた。妻は私の手を三日間、握っていてくれた。

私はわがままだ。暑くなると握っていた手をポイっと投げるように放す。痛みが辛（つら）くなると寂しくなって妻に手を握ってくれと、仕草（しぐさ）でアピールする。妻はその手を握ってくれる。そんなことを何百回と繰りかえした。とにかく経験したことのない痛みだった。

のちに妻は、「あんなに弱った動物を見たのは初めて」といった。

私は妻にアタマが上がらない。スズメの気持ちがよく分かった。彼は妻になついているのではなく、アタマが上がらないのだ。私は妻を愛している。のかな？　多分、いや、でも……。私にとって、空気や水と同じぐらい大事な存在であることは確かだ。

術後二日目、うんうん唸（うな）りながら担当の看護師さんに「看護師さんはオレのタイプだよ」といった記憶はあるが、私は妻を愛しているのだ。

こんなことを書くつもりではなかった。そう、手術は痛かった。それを書きたかっただけだ。だが、入院生活で一番辛（つら）かったのは手術ではない。転移を指摘され余命三ヵ月といわれたことでもない。一番辛かったのは、メシが二ヵ月間も食えなかったことである。

私は、すい臓と膀胱（ぼうこう）の一部を切除した。すい臓の切断面からすい液が漏（も）れていたのだ。外科の先生の名誉のために書いておくが、私の手術で、このすい液漏れという合併症（がっぺいしょう）は珍しくない。そして年配の患者よりも若い患者のほうが、すい臓が元気なために、すい液がたくさん分泌（ぶんぴつ）され、結果として漏れることが多いらしい。

すい液はもっとも強力な消化液である。お腹の中に漏れると、お腹の中のたんぱく質や脂肪を消化してしまう。分かりやすくいうと、お腹の中が溶（と）けちゃうのだ。

そしてすい液は、食事が入ってくると分泌される。

すい液が漏れているときの最善策が絶食である。その間、栄養は点滴から入ってくる。

絶食は辛い。それに、この絶食はいつ終わるか分らないのだ。

看護師さんに、「（この絶食）どのくらい続くの？」と尋ねたら、「うーん、一番長かった人で、半年ぐらいですかねえ？」と答えた。

看護師さんは続けて、「でもね林さん。林さんはいつか必ず食べられるようになることが分かっているから、まだイイじゃないですか。この病院にはね、一生食べられないかもしれないって患者さんがいらっしゃるんですよ」。

食道がんなどでは、術後、食べられないまま亡くなる方もいらっしゃるらしい。

私は、「そうですね」と答えたが、心の中では、「あんたは昼ごはん食べてきたんだよね」とひがんでいた。


絶食は辛い。心を歪ませる。絶食が一ヵ月ぐらい経過したころ、先生が回診に来たとき、「先生オレ、ひもじい」と訴えた。

そしたら完全消化態食というリンゴ味のジュースが出てきた。一食につき一本。なぜかお盆の上に立って出てきた。

二百カロリー。それを四十過ぎたオッサンが大事そうに飲むのだ。

ウマかった。感激だった。「ひもじい」といってみて良かった。紙パックの裏を見たら、投与量一日六本までと書いてあった。先生にお願いして次の日から一食二本にしてもらったことはいうまでもない。

私は、食い物に、いやしいのだ。

「絶食は辛い」話をもう一つ

元田は、私が、がんの入院生活を終わった半年後ぐらいにすい炎で入院した。私が入院していたときに見舞金をくれなかったので、見舞金はナシである。

ちなみに私は退院したあと、見舞いに来てくださったみなさんのデータをエクセルに入れて金額順にソート（並び替え）した。元田は最下位である（いやらしい話ですいません）。

元田は首の静脈に点滴を入れられており、三週間絶食だった。すい炎の治療法も一般的に絶食だそうである。私が、「オマエ、ハラ減ってんだろ？」と何度もいうが、元田は「ゼンゼン」とそっけなく答える。

私が「オマエ、ハラ減ってんだろ？」としつこくいうと、元田は「もう食い物のことは忘れた。一生点滴でもいいかもしれない」とぬかす。かわいくないヤツだ。

元田の病室からは、モスバーガーの看板が見えていた。

私が、「モスバーガー買ってきて、ここで食っていい？」と聞くが、ヤツは一回も、「食べてイイよ」とはいわなかった。ケチなヤツだ。

ちなみにすい臓がん術後の絶食時、私の病室ではみんな絶食だった。家族は苦労したそうである。

見舞いは週三のペースで行っていたが、ヤツは私に「もう、オマエは来なくていい」といっていた。何が元田の、気に障ったのだろう？

もちろん、来るなといわれても私は見舞いに行く。手ぶらだけど。

ある日、見舞に行ったら、元田の首から点滴が外れている。

「よう、点滴、抜けたんだ？」と私がいうと、「うん、朝飯も食べたよ」と、ご機嫌な元田。

「そうか？　朝飯、重湯だったろ？」というと、「うん、出たのは、重湯だけだったけどね」と歯切れが悪い。

私が問いつめると、元田は、「食器を返しにいったらさあ、まったく手をつけていない食い物があってさあ、もったいないだろ？　食べちゃったよ」。

元田は残飯を食ったらしい。げに、食い物の恨みは恐ろしい。

この本の読者のみなさまは、すでにご存知かもしれないが元田の職業は医師である。

甥っ子との約束

甥の拓也は今年、高校を卒業する。私のがんが発覚したとき、ヤツは高校二年生だった。拓也のことはガキのころから可愛(かわい)がった。そのころ、オヤジの会社で私は仕事をしていた。二歳ぐらいから五歳ぐらいまで、私の妹である母親に連れられて、拓也は会社に遊びに来ていた。

会社はまだ小さかった。蒸気ボイラーを使っているので、水が必要だった。水道はなく、当初、近所のガソリンスタンドから水をもらっていたが、なかなか惨(みじ)めな経験だった。

井戸を掘るのは我々素人(しろうと)ではできない。やっと資金ができたのか三百万円かけて井戸を掘ったが、その井戸水はすべて親父と私で配管した。

ユンボに乗って穴を掘り、パイプを敷設し埋め戻す。私がユンボに乗っているときは、ほぼ必ず膝(ひざ)の上に拓也がいた。拓也の三歳のころのブームは穴掘りと長靴。

ある日、会社に行くと三歳のガキのくせに、一人で一メーターほどの深さの穴を掘っていた。スコップで穴掘りをしたことがある人なら、それがどれだけ重労働か分かると思う。自衛隊は、入隊間もない新人に野営地のトイレの穴掘りをさせるらしい。体を総合的に鍛(きた)えるのに最適だそうだ。

術後二ヵ月間が過ぎ、やっと食事を食べられるようになった翌日に、拓也は見舞いに来た。九大病院を脱走し、二人で歩いてとんかつを食べに行った。

拓也は熊本から見舞いに来てくれたが、妹は片道の交通費しか渡さなかったらしい。往復の交通費と小遣い二万円をむしられた。

二ヵ月間食べていなかった私の胃と腸は、さぼり癖（ぐせ）がついていたようで、ウンコから衣が付いたままとんかつが出てきた。

拓也は私のことを、ニイニイと呼んでいる。転移があるとされ、まだ手術ができるかできないか分からないとき、ヤツは電話をかけてきた。

その日、私は九大病院からクルマで外出していた。信号停車中だった。

「ニイニイはボクがお酒を飲めるようになったら、連れていってくれるって約束したよね」

瞬間、涙で信号が曇（くも）った。いつ約束したか覚えていないが、そんな約束をしていた。

その時期、私は余命三ヵ月を宣告されていた。ヤツは当時十六歳。二年か？　厳しいかもしれないな、なんて考えていた。

今年、ヤツは高校を卒業する。なんとか、約束は守れそうだ。

第九章　退院、されどいまだ戦終わらず

退院

主治医のT先生に「ひもじい」と、昭和初期のガキのようなことまでいって手に入れたアップル味の完全消化態食なのに、二週間も経つと私は飽きていた。

なにせ毎日アップルジュースなので、おしっこからリンゴの香りがする。リンゴ嫌いは術後、一年ぐらい続いた。これも副作用だろうか？

食事が始まった。久方ぶりのメシが嬉しくてたまらない私。重湯、具なし味噌汁、具なしコーンスープ。多少貧しい食事だが、アップルジュースよりマシである。

食えないよりはもっとマシである。この日、朝から九大一階のファミリーマートに行き、卵焼きを手に入れる。隠れてこっそり食べる。元田にだけは電話で報告する。

元田から、「腹が痛いとか妙な兆候があったら、必ずナースにいえ」といわれた。

その日、食事に対する感激のあまりウロウロしすぎた私は、腹にあるべきものがないことに気づいた。術後、私の体に当初、合計九本入っていた管は一本一本抜けていき、最後は一本になっていた。その一本も先生が数日おきに少しずつ引っ張り抜いていた。

その管を押さえて腹巻を巻いたような状態で、病院内をパトロールしていた。病室に帰ってきたら、管がない。ま、でもいずれ抜くんだから、なくなったっていいだろうと思い、ニコニコ顔で看護師さんに報告する。

「管、どっかに落としてきちゃった」

看護師さん焦る。やっぱりおなかの管がなくなったら報告の都合上まずいらしい。

「病院内、全部探さないといけないです」（怒）と叱られた。

いろいろ尋問されるうちに、卵焼きを買って食べたこともゲロッてしまった。呆れ気味に叱られた。

ここまで読んでくださった読者のみなさんはご存知かもしれないが、私はドMなので女の人に叱られるのは平気である。というより快感である。

「あとでヒマができたら探しに行きます」と看護師さん。しかたがないので、私も探しにいこう。看護師さんの手を煩わす前に探しだせば、ほめてもらえるかも。

病室で着替える。立ち上がって着替えていたら、ベッドの隙間に管らしきものが見えた。良かった。拾ってナースセンターまで持っていく。看護師さん、少しほっとした顔。

主治医の先生は、この日、忙しかったらしい。すべてが終わったころ、病室に上がってきた。別に卵焼きのことも叱られなかった。

あとで元田に聞いたら、「そりゃ、オマエがアホだから、シメシメこいつ、もうタンパク質イケるんだと思われているんだぜ」っていわれた。

次の日から普通食になった。シメシメ。

四月の初めに入院したときは三日で退院する予定だったが、思いのほか長逗留になった。退院が決まったのは前日、すい臓グループの先生たちが、回診に来たとき、「退院してくれ」といわれた。

そのころ、だいぶ元気になって、がん保険の計算などをする余裕ができていた私は、入院給付金を稼ごうと、「まだ食事が始まったばかりだし、不安だし、来週までいちゃダメっすか?」とケチな魂胆で聞いたが、「今週すい臓学会があったんで、来週手術をたくさんしなきゃ、なんですよ」と却下された。

七月二十七日。食事が始まって三日後に私は退院した。百十七日間の入院だった。

通院治療始まる

すい臓がんの再発は恐ろしい。再発のあとに待っている結果は、ほとんどの場合二年以内の死。退院後、私はがんを再発させないためにできるだけのことをやった。

私の場合、見えているがん病巣はすべて取り除かれた。だが、私が知る限り、すい臓がんの再発率は八十％を超える。その再発率を少しでも下げるために、術後、補助療法として抗がん剤治療を行なった。ちなみにこの補助療法は標準治療である。

「抗がん剤やらない教」が、はやっているらしい。標準治療は国や製薬会社が何百億もかけて、効くかどうかチェックしているのだ。もちろん転移、再発があった場合、亡くなる寸前まで抗がん剤をやるのもどうかなとは思うけど、最初からやらないのは、溺（おぼ）れているときに、せっかく投げてくれた浮き輪を断わるようなものだ。アホとしか思えない。

抗がん剤以外に私は免疫療法も行なった。こちらは、まだ先進医療もしくは自由診療の段階である。私は自由診療にも保険金を出すメディコムという保険に入っていた。

自由診療に保険金を出すといっても極端な話、おまじないとか祈祷（きとう）の類にまで出していたら、メディコムが破たんしてしまう。当然、保険会社としてはある程度、見込みのありそうな治療にしか保険金は出さないだろう。

逆にいえば、メディコムなどの保険会社が保険金を出すということは、プロの目から見て見込みがありそうだということになる。

私はメディコムが採用している瀬田クリニックという病院で、樹状細胞療法をやることに決めた。樹状細胞療法は、東大、京大、九大などのそうそうたる研究者たちがしのぎを削っている領域である。

ふだん、会社を経営している私は、どうしてもお金でモノゴトを考えてしまう。瀬田クリニックでは合計百五十万円ほどのお金がかかり、抗がん剤治療にも四十万円ほどのお金がかかった。

抗がん剤、免疫療法が効いたかどうか、私には分からない。だが、命はお金では買えない。言葉では何度も聞いたことがあったが、体験にはかなわない。

がん治療という一連（いちれん）の経験を通して、私はお金の虚（むな）しさを身に染（し）みて学習した。

栄養士チームは超美人ばかり

昨日も九大病院の診察の日だった。今日も診察、明日も診察である。三営業日連続。病院通いをしていると、たいていの人は、「タイヘンですね」と私にいうが、間違っている。私はヘンタイなのである。通院するのは非常に楽しみである。

昨日は糖尿病内科の診察だった。術後、十二キロ体重が増えていた。八十一キロ。先生にグダグダいわれる前にこういった。

「素晴らしいことですね」

「標準体重は何キロか知ってます？」と聞かれた。

私の身長の標準体重は六十五キロ前後である。術後二ヵ月、絶食したときで私の体重は六十九キロだった。内科の医者は苦手だ。

ちなみに、外科は基本的に「体重が増えるのはイイことだ」という考え方である。二つの考え方があってどちらが正しいか、はっきりしていなければ私は楽しいほうを取る。

人生とは何かと聞かれたら、私は「起きている時間」と即答する。「起きている時間」を大事にしたい。なので糖尿病内科の診察など行きたくないのだが、どうしても行かなければならない理由がある。

栄養士さんによる栄養指導というのがあるのだが、九大病院の栄養士チームは超美人ばかりなのである。しかも昨日は、もっともお気に入りの栄養士さんであった。

私は彼女たちに敬意を込めて、九大キャバクラと呼んでいる。

糖尿病で入院する男性諸氏にはオススメである。持ち時間は三十分なのだが、いつも延長して一時間ぐらい居座ってしまう。

昨日は座るなり、「林さん、聞いて、聞いて」というから何事かと思ったら、「彼氏ができたんですー」というから、「お店では彼氏がいるっていっちゃダメなんだよ」とオトナの意見を申し上げた。

恋ばなを三十分ほど聞いた。延長したのはいうまでもない。ついでに糖尿病の薬をもらって帰った。「はぁー」。

膀胱鏡のお話

昨日は泌尿器科で膀胱鏡検査だった。これまで何度も受けてきたが慣れることはない。めちゃくちゃ痛いわけではない。ちょっとだけ痛い。が、恐怖感はシャレにならん。

これまでおちんちんの先から何かを入れられる系の、（プレイではなくて）処置をいろいろ受けてきた。いつも心の中に敗北感が生じる。

以前、尿カテについては書いたが、膀胱鏡についても知りたいという男性諸君が多いようなので先輩として書いておきたい。このあとに書くことは決してエロを狙(ねら)ったものではない。あくまで医療と看護、そして患者学としての話である（実はこれも内山という医者の友人が書け書けとうるさいのだ）。


さて、膀胱鏡。部屋に入る。看護師さんが、「カギ、閉めときますねえ」。

「逃げられないじゃん」

この辺は余裕のふりである。股(また)が切れた紙のズボンみたいなのをはく。四十センチぐらい（はいても隠れるのは足だけ。おちんちんはブランブラン）。

いつも「はく意味はあるのだろうか」と考える。「椅子に座ってください」と看護師さんにいわれる。自分好みの看護師さんだと、よりせつない。

看護師さんが、何かのボタンを押す。ウイーンって椅子が動いて、あられもないポーズになる。出産ポーズ（女性蔑視(べっし)だと取られると女性が大好きな私にはとてもキツイのですが、ほかに表現が浮かばないので）を取らされる。

「すぐ、先生が来ますからねえ」

ややすると先生が来て「ちょっと、痛いですよ」。

心の中で先生に、「優しくしてね」っていう。

おちんちんの先から、注射器で表面麻酔（キシロカインゼリー）を入れられる。

昨日はこれが結構、痛かった（涙）。優しくしてって（心の中で）いったのに……。ゼリーが逃げないように、おちんちんの先を輪ゴムみたいなので固定する。十分待つ。

この時間、葛藤する。逃げたい。早く終わってほしい。永遠に来ないで……。

チン。ガラっ、センセが入ってくる。始まる。

「じゃあ、始めますね。カメラ入りまーす。ここ、気持ち悪いですよー」

私は歯を食いしばって（変な）声が漏れないように我慢する。

「あー、なかなかきれいな膀胱ですねー。林さん。見ますか？」

膀胱の正常な状態に関する知識はないので、見ても分からないこと、体をできるだけ動かしたくないこと、とにかく私には今そんな余裕はないこと、そもそもきれいな膀胱ってなんだよ（怒）、などを一秒ぐらいの間に頭の中で考え、センセに伝えたいが、私が答えるのは、「いや、いいです」（完全に敗北中）。

センセが、「もう、終わりますからねえ」（頼む、早くしてくれ。↑心の声）。

「あ、でも、ここも見とこう」（そんなサービスいらん。↑心の声）。

「じゃあ、終わりますねえ。ここ気持ち悪いですよー」（歯を食いしばる）。

戦いは終わった。この間二分。今日も敗けた。

終わったあと、診察室に呼ばれ、膀胱の中の写真を見せられた。きれいな肌色だった。

私が見ても分かった。

術後にCTに乗るということ

私は現在も再発がないかどうかを評価するために、三ヵ月に一度CT（コンピューター断層撮影）に乗る。ちなみに再発していたら、私の病の平均余命は百日である。

二年前はいろいろあった。がんの告知、がんの転移の可能性が高いとセンセにいわれたこと、転移があったら手術不能といわれたこと、余命三ヵ月といわれたこと。

やべえなあ、飲みすぎたなあって反省していたら、転移といわれていた病巣が良性だったこと。転移病巣、良性の診断が出て、実質ナカ一日で手術してもらえたこと。手術後、死ぬほど痛かったこと。

麻酔とか、痛み止めとかって大して効かないよ。手術を控えている人は覚悟を決めてね。手術後の絶食も辛かったなあ。

一昨年の四月に入院したのだが、五月の半ばまでは、賭けに敗け続けた。五月の終わりの転移病巣の生検からは、勝ち続けている。手術は成功したし、今のところ再発もない。

この話をすると、たいていの人は「タイヘンですね」というが間違っている。私はヘンタイなのである。私は、このがん治療という命懸けのゲームを楽しんでいる。「かかって来い！　がん細胞ども」って感じである。


人生でもっとも高い賭け金は自分の命だ、というのが卑小な人間の正直なところであろう。私は卑小であるがゆえに、このゲームが面白くてたまらない。がんを告知されたとき、どこかで面白がっている自分がいた。

死は誰にでも必ず訪れる。男でも女でも、金持ちでも貧乏人でも、子供でも大人でも百五十年後に生きている人間はいない。余命三ヵ月を覚悟したとき、思ったよりも早くきたけど、それが天命ならしょうがないと思った。

なのに、ヒリヒリするのはオレもカッコ悪いなあ、とつくづく思う。

女好きで、美味しいモノが大好きで、お金も大好きな私は、どう考えても俗物である。

だが、残された人生をできる限り、がん患者とそれを取り巻く人たちのために使いたい、とCTに乗るたびに思う。

くだらないことに時間を使っていたら、人生がもったいない。

手術を迷っておられる方へ

なんだか、池田清彦氏（早大教授）の文章を読んでいたらフツフツと怒りが湧きあがり、これを書きました。

「がん放置療法」なる説を提示しておられる近藤誠という医師が書いておられる本『患者よ、がんと闘うな』がベストセラーになっているそうだ。近藤氏の説では、がんは切らないほうが良いらしい。厚顔、失礼、抗がん剤もやらないほうが良いらしい。近藤氏の考えは、手術が痛いとか抗がん剤は副作用が激しいとか、さまざまなうわさを聞くがん患者の心に甘く妖しく忍びこむ。

専門的な反論はお医者さんたちに任せるとして、患者の立場から先輩として、いくつか書きます。

手術は痛いです。私の場合、すい体尾部、脾切除術。尿膜管切除術、なる手術を受けました。あんまし、よく分かんない？　そう、私もあんましよく分かりません。えっと、みぞおちの真下から、おちんちんの真上までガバーっと切ってあります。約30㎝。

また、ＣＴなどの画像を見ると分かるのですが、すい臓は、背骨のすぐそば、胃の真裏ぐらいにあります。つまり、奥のほうまで深ーく切った、ということです。どのくらい痛いか？　というと地獄の苦しみです。もう、二度と経験したくないほどの痛みです。

でもねえ、もし私のがんが局所再発して、すい臓がもう一度切れる状態で、手術を勧められたら（すい臓はあんまり残ってないので考えづらいのですが）、私は笑顔で外科の先生に「やりましょう、お願いします」と答えます。

私は時々、本当の優しさとは何か？　ということについて考えます。二〇一二年五月の時点で、私はセカンド・オピニオン、サード・オピニオンをさまざまな医療機関に受けに行きました。この時期、私自身は、手術を受けられるなら絶対に受ける、と考えていましたが、元田には、違うように見えてたようです。術後、しばらく経って元田と話したとき、突然、「お前が手術を受けないっていったら、措置入院をさせてでも受けさせるつもりだった」と、いいました。

措置入院とは、精神科の医師二人以上の意見が一致した場合、無理やりでも閉鎖病棟に入院させられる、という主に犯罪者か、それでなくても他者に害を与える可能性がある人物に対して適用される制度です。つまり、これをやれるかやれないかは、また別問題として下手すれば、元田は医師免許剥奪(はくだつ)です。で、私は囚(とら)われの身になる、と。捕(つか)まえて、無理やり腹を切ってやろう、という考えですね。さて、あなたはこの話を聞いてどう思われましたか？

本当の優しさ、の話を続けます。

私が、小学生のころやってたアニメに『家族ロビンソン漂流記 ふしぎな島のフローネ』というのがありました。フローネという女の子が主人公で、その家族が漂流して、無人島に流れつく、というお話です。細かいあらすじは忘れました。でも、いまだに覚えているシーンが一つあります。

家族とは別に、男二人が漂着します。その中に、感じの悪いおじさん内山がいます。(便宜的(べんぎてき)に名前を内山にします)。フローネ一家と、とにかくうまくいきません。内山は意地悪なんですね。ま、なんだかんだあって、家族と、その内山たちは無人島を脱出します。

脱出して、すぐ船の上でフローネは自分で集めてきたハチミツを食べようとします。内山は意地悪です。フローネから、ハチミツを取り上げます。嫌（いや）な奴ですね。小さな船の上なのに、フローネ一家と内山たちは、いがみ合います。しばらくして、船は嵐に遭（あ）い、食糧や水が乏しくなります。フローネたちは、栄養失調と疲労で動けなくなります。

内山は、このとき初めて船に乗っているみんなにハチミツを飲ませます。ハチミツはみんなをよみがえらせます。

本当の優しさってなんでしょう?

ああ、いちおう、念のため。抗がん剤の副作用は私にとって大したことありませんでした。副作用には都市伝説と悪い意味でのプラセボ（偽薬）効果もかなり含まれています。「それは、オマエが強いからだろう?」という反論に私は、こう返します。「違います、私がバカだからです」と。

がんになれば、注射をたくさん打たれます。手術は不安です。抗がん剤も不安です。近藤医師及び信者たちのいうことはだいたい、以下のようなことです。手術は、外科医が切りたいから切っている。抗がん剤は、製薬会社が儲（もう）かりたいからやっている。がんは、医療界の金の卵だから治療をしている。

本当の優しさとは

池田清彦氏は、週刊朝日（2013年5月17日号）で、次のように述べています。

『本の売れ行きを見る限り、今また近藤の主張は多くの人に支持されて拡がりつつあるようだ。医学界は必死の抵抗を試みるだろう。がんは放置しておくのが一番いいということになれば、がんの手術に携わる外科医と抗がん剤を製造している製薬会社はおまんまの食い上げになるからだ。しかし、患者は医学界の金儲けのために存在するわけではない。がん患者が手術や抗がん剤で殺されることはあっても、外科医がおまんまの食い上げになって死ぬことはない。どちらがいいかは自明であろう』

池田さん。私を治療してくれた九大の医療チームは、おカネのために私を治療したのでしょうか？

私は、昔の映画を思いだします。『アポロ13』という映画です。月を目指したアポロ13に爆発事故が発生します。さまざまなトラブルを解決しながら地球への生還を目指すストーリーで、実話をもとに作られています。十年以上前に見た映画なので細かい部分は忘れましたが、こちらも、記憶に残っているシーンがあります。

空気中の二酸化炭素が一定濃度を超えると、人は死にます。爆発によって、アポロ船内の二酸化炭素濃度が上昇し始めます。ＮＡＳＡ（アメリカ航空宇宙局）の技術者たちは簡単にはあきらめません。彼らは、アポロの船内にあるものを地上で用意し、数十人の技術者たちが頭をひねって二酸化炭素を除去するフィルター（靴下などで作った）を作ります。フィルターの作製に成功したヒューストンは、アポロ船内の乗組員たちに、その作り方を伝えます。船内で二酸化炭素が致死濃度に達する寸前に、そのフィルターの作製は間に合います。乗組員たちは助かります。

地上の多くの技術者たちの強さ、優しさ、しぶとさ、そして乗組員たちの努力がもたらした結果です。

がんの治療は、この話に似ています。乗組員はがん患者、技術者は医師及び医療チーム。アポロの話と違うのは、乗組員（患者）が定期的に現われることです。池田さん、近藤さん。現場の医療関係者は、あなたたちにつきあっているヒマはありません。

医療現場には、絶えず患者が送りこまれてきます。そして、それぞれの患者には、命があり、家族がいます。その人が死ねば、悲しむ人たちがそばにいるのです。がん治療はリアルな生死を懸(か)けた闘いです。手元にある武器で闘うしかありません。医療関係者は、武器が少なくても、ときには武器がなくても闘います。

かつて、私は患者、乗組員の一人でした。私という、たった一人を助けるために、手術のときだけでも20人近い、術前、術後を含めれば２００～３００人の医療関係者が関わってくれました。彼らは、毎日、睡眠時間を削って患者たちのために闘っています。私は、彼ら、彼女たち医療関係者に心の底から感謝をしています。彼らはあなたたちのように、ぬるい優しさは、持っていません。手術は痛かった、メシを食えないのも辛かった。

でも、現場の医療関係者こそ本当の優しさ、強さ、しぶとさを持っている人たちです。現場は常に闘っています。彼らのおかげで、私はまだ、この世にいることができます。

二年ほど前、私は彼らの助けを得て、がんと闘いました。彼らは私の恩人たちであり大事なチームメイトたちです。全国にはたくさんの患者がいてたくさんの外科医がいます。

彼らは今日もチームを組んで必死に闘っています。

第二編

読む抗がん剤

がん患者さんの五年生存率を「五パーセント上げたい」と思ってこれを書きました。

私が今も無再発で生きているのは、幸運であったからに過ぎません。でも「チームワークと患者の自己責任」が、結局のところ、すべての闘病の最良の武器であると私は信じます。

第一章　賢い患者は生存率が上がるだろうか？

情報は武器であり力だ

自分の病気に関することを知らないほうがいい、などという人がいる。おそらく知らないほうがいいという人は、悪い情報を知るぐらいなら、という意味を込めているのだと思う。

がんの治療成績は、がんを直視し、明るく治療した人がもっともいいのだ。きっと悪い情報を知りたくないという人は、それを知ったあと、自分が明るく闘っていけるのだろうか、というところに疑問を持たれているのだろうと思う。

明るく治療するという心理状態を獲得することは、後天的に可能である。脳科学、大脳生理学などさまざまな学問があるが、人は後天的に性格、気質を変えることが可能であると、科学的に証明されている。

明るく治療する方法については、これから書いていく予定である。まずは自分の病気に関する情報を集めよう。治療に関する医療情報の取得法は、以下のとおりである。

一．まずは自分で調べる。

現代は情報化社会。私はインターネット、本、テレビ、新聞、週刊誌など、とにかくありとあらゆる媒体から情報を得た。情報を得るときに大事な心構えは、一方で肯定的であり、同時に批判的であることだ。

クルマを運転するときは、アクセルとブレーキをうまく使いこなして乗る。がん治療の選択肢にベストなものなどない。ベターなものがあるだけだ。ベターよりもモアベターを、モアベターよりもモアモアベターを選択していくしかない。

ところが、さまざまな本には、いろいろな思惑が絡んでいる場合が少なくない。当然、粒子線の研究をしている医師の書いた本では、粒子線治療が一番優れている。免疫療法を研究している医師の書いた本では、免疫療法が一番優れている、となる。

もちろん粒子線治療にも免疫療法にも、それぞれに固有の強みがあり、同時に弱みもある。でも、医師は専門バカが多いので、どうしても我田引水的な議論になりがちである。だから、それぞれの本の内容からは、多少割り引いて考える必要がある。

先ほど述べた『患者よ、がんと闘うな』などという本も出ている。近藤誠という医師が書いたこの本の存在意義を私は理解できない。

近藤氏の本を読んで感じたことは、「彼は評論家であってプレイヤーではない」ということだった。細かい反論は医師のみなさんに任せる。ただ、私は多くの医師たちの良心を信じる。例えば、野球の試合中に万有引力の法則が変わった話をされても、困る。ピッチャーは打たれにくい球を投げようとするだろうし、バッターはその球を打とうとする。外野からグダグダいわれても、実際に闘っている選手にとっては迷惑なだけだ。

がんの本は、できればいろんなジャンルから最低でも十冊ぐらいは読むのがベターだと思う。本を読むときは目で読むが、使うべきはあなたのアタマだ。

私の父は、よくこんな言い方をする。

「アタマは帽子をかぶるために付いているんじゃねぇんだぞ」

二．診察のとき、医師に納得いくまで聞く。

私は九大病院の診療科の違う複数の医師、陽子線センターなど、他病院でのセカンドオピニオンを受け、意見を聞いた。医師を恐れずどんどん聞こう。

昔のお医者さんならどうか知らないが、現代の医師はきちんと説明してくれるはずだ。

セカンドオピニオンについてだが、納得するまで受けたらいいと思う。

実は、セカンドオピニオンで治療の方針が変わることはまれだ。

例えば、私は、粒子線でがんを焼いてもらおうと考えていた。転移があるとされていたときは、痛いのやだし、粒子線は痛くないらしいし、どうせ一、二年で死ぬのなら、三百万円払って粒子線だぜ（どうせ保険が下りるしね。私はメディコムという使った医療費分おカネを出すという保険に入っていた）って思っていたが、結果、不適応になった。

また、その不適応である理由を、九大の放射線科のS先生に詳しく聞いた。転移があると全身にがんが散らばっているので、局所を治療しても無駄、あるいはかえって悪いという話だ。冷静に論理的に話を聞けば、彼ら医師はこちらが納得するまで話してくれる。

※医師に聞くときの注意

（医師は自分の専門外のことについてはまったくといっていいほど知らない。これは例えていうと、焼き鳥屋さんに寿司の握り方を聞くようなものだ。外食産業であることは同じだが、ナンセンスなことはちょっと考えれば分かる。同様に、外科の先生に粒子線のことなど聞いても詳しいことは知らない。

私はCTの画像を持って、元田に「オレのがんの画像見る？」と聞いたことがある。元田は、「CTの画像なんか見ても、すい臓がどこにあるのか分かんない」と答えた。元田の専門は小児科である。たまに専門外の医師のところに行って「あの先生は、何も分かっていない」、などという患者がいる。例えば私であれば、「すい臓がんのことについては私のほうが知っている」などといっている患者は、アタマがイタイ）

あなたの主治医が「私には分かりません」と答えたら、あなたの主治医はいい医師だ。
あなたの主治医が「私には分からないので、調べます」と答えたら、あなたの主治医はかなりいい医師だ。
あなたの主治医が、「私には分からないので、分かる先生を紹介します」と答えたら、あなたの主治医は最良の医師である。

話を戻すが、がんの治療方針が覆る（くつがえ）ことはめったにない。それは日本の医療が悪いからではなく、たいていの場合、最初の医師が最善の医療を提案するからである。だが、納得するまでいろいろな医師から繰りかえし説明を受けるのは非常に有益である。

あなたは、がん治療のメインプレイヤーだ。作戦の内容や作戦の目的を知らない司令官はいない。あなたは知るべきなのだ。

三．できれば、ホームドクターを持ち、意見を聞く。

私の場合、元田になんでも相談した。でもほとんどの人は医者の友だちなんていないし、いてもそんなに仲良くないし、そんなの自分には無理だよって思われるかもしれない。

そんな方は、ホームドクターを持つといいと思う。自宅の近所の開業医がお勧めである。そしてできれば、風邪（かぜ）のとき、腹痛のとき、頭痛のときから性病、望まぬ妊娠まで、どんなときでも、その医師のところに相談に行くのがベターである。

医師は、とくに町医者の場合、自分の五感が最大の武器なのだ。

元田は、あるとき、私にこんなことをいった。

「オマエが白衣着て、医者のふりして、いつもオレが座っている椅子に座って、患者さんに聴診器を当てて、風邪ですね、点滴打っときますか？　ってウチの看護師に任せてれば、一年のうち三百六十四日は困ったことなんて起きない。風邪なんてほっとけば治るからな。でも、オレたち町医者の最大の存在意義は、風邪の患者さんの中から本当にヤバい患者さんを見分けることだ。それは、まあ一年に一回ぐらいだけどな」

ほとんどの病気は、熱が出るとか、腹が痛いとか、頭が痛いとか、そんな風邪によく似た症状で始まる。町医者は、過去のカルテ、血液、尿、患者の顔色、呼吸の音、心音など、さまざまなデータをアタマの中から取り出し、それらを比較して診察をしている。

その中から「この患者さん、今日の顔色はなんだかおかしいなあ」といったことを考えているものだそうである。そして本当にヤバそうな患者を見つけると、少し設備の整った、具体的にはＣＴやＭＲＩのある病院に送る。そこではさらに精密な検査が施される。そして、そこでも手に負えない患者が大学病院などに送られる。

それから、家族全員で同じ医者に診てもらっていれば当然、家族全体の食習慣、運動の傾向、遺伝的な傾向などまで総合的に判断しているものだ。そんな医者が家族の近くにいれば、重病の早期発見の大きな武器になることは間違いない。

また、ホームドクターを獲得し、がんなどの重病になってしまったら、最終的にはその医師に相談するのがいいと思う。ふだんからの信頼関係があれば、専門医にされたときは難しかった説明も、アタマにすんなり入ってくる可能性が高い。

以上が、私の経験からいえる、がん治療の情報の集め方である。

全部を実行できなくても、できることから少しずつでもやれば、あなたとあなたの家族の寿命は少しずつ延びるはずだ。

質問が多ければ多いほど、最良の方法が見つかる

最近気づいたのだが、私は必要以上に医師に質問していたようである。私が、本を書いている話を医療機関に関係のない友人たちにすると、「そんなに聞けない」とか、「オレ、お医者さんにはペコペコしてたぜ」とか返ってくる。

医師には、うざいと思われるぐらい聞こう。病院に行く前に質問するメモを作るぐらい気合いを入れて。患者が関係ないと思っているようなことも、医師には病名を特定する大きなヒントになる可能性があるそうだ。

例えば、見えない部分のどこかにむくみがあるとか、あざがあるとか、かかとが痛いとか。彼らはプロなので、そんな小さな情報からでも病気が早めに見つかる可能性がある。

医師にペコペコする必要などない。ふつうに、敬意を持って、一対一の人として接すれば、彼らも敬意を持ってあなたを扱ってくれるはずだ。

社会的地位の高い人間は傲慢である、というのは大きな誤解である。医師の中にも傲慢

な人間はもちろんいるが、数はきわめて少ないというのが実感である。

ところで、ちまたには「医師選びの本」というのが結構出ているようだが、これらの本にはさまざまなバイアス（偏見）がかかっており、ほとんど意味はない。命が関わっている局面でそんなにお手軽に、自分にとって良い医師・病院など見つかるだろうか？「簡単に痩せる商品」はすべて詐欺である、と言い切って間違いない。それと同じで簡単に自分に合った医師を見つけることは不可能である。命懸けだもん、そのくらいは、おカネと時間をかけようよ。

医師選びでもっとも重要なことは、気が合うかどうか、話が分かりやすいかどうか、である。手術などでは、病院、医師の間で技術の差がある分野も存在するようだが、すべての手術は少しずつ機械化されている。

例えば、すい臓というのは豆腐のような臓器だそうだ。当然、昔は縫合が大変だったそうだが、今では誰でもできるそうである。医療用のホッチキスのようなもので縫合するということを術前に主治医の先生から聞いた。

もちろん、いまだに神の手が存在する分野があるそうだが、そんな難しい病気に罹患する可能性はきわめて低く、そのときになって考えればいいと思う。そしてそのときのためにも話をしやすいホームドクターを見つけておくべきだ。

ちなみに、総合的な診察能力は、町医者のほうが、大学病院などの専門医より圧倒的に上だそうだ。これは説明すると長くなるので一言でいうと、専門医は特定の臓器などを診るのが仕事で、町医者は全体の症状からどのくらいヤバい病気か推定するのが仕事である。

あなたのために必死になってくれる町医者がいれば最善である。

第二章　まずは標準治療

治療法は、いろいろ

私自身、がんにならなかったら知ることもなかったことが多い。

がんになって、さまざまな本を読み漁った。さらに幸いなことに、私には元田をはじめ医者の友人が多かったから、根掘り葉掘り聞くことができた。

で、まずは「標準治療」の理解から。

医療機関や厚生労働省のホームページには難しいことを書いてある。が、「一番効く治療法のこと」と理解すればいいと思う。この辺で説明が長いと人は眠くなる。

次に「先進医療」だが、学者さんたちが実験中のモノで、厚生労働省が認めた治療のこと。検査部分などが保険適用になる。

なんとなくイメージ的には先進医療のほうが最先端で優れていると思いがちだが、それは間違っている。

要するに、どちらに実績があるかというと、標準治療のほうに軍配が上がる（この説明は、簡単にするために意図的にテキトーに書いている）。

現在、先進医療に分類されている治療の一部が、将来的に標準治療になることもある。これは、医療の世界では格上げということである。

私は瀬田クリニックという病院で樹状細胞療法という免疫療法を受けた（樹状細胞療法はがんの種類によっては先進医療である）。その後、代表のAさんと食事をさせていただく機会を得たが、Aさんの話では、「樹状細胞療法は三百万円ぐらいもらっても採算が合わないんですよ」という話であった。標準治療を狙っているのだと想像する。

ところで、日本は国民皆保険制度になっているので、どういうことが起きるかというと、効く治療法ほど安く、効くか効かないか分からない治療法のほうが高額ということになる。

資本主義社会としてはどうかと思う部分はあるが、これが現在の日本の医療の現実だ。

通常、日本で売られているものは、高いものが価値も高く、安いものは価値が低い。私が資本主義を感じるのはトマトの味。トマトは明らかに高いほうが美味しい。病院にかかるとこの点には矛盾を感じる。

そのどちらにも分類されないものが「代替療法」となる。最近は、がんの代替療法もだいぶ見直されているみたいだが、私の感じでは、高いものは要注意だ。

でも、価格が高いほうがメンタル的には患者にとって効くだろうから、話はよりややこしい。

なので、治療戦略としては、医師の勧める標準治療を軸に進めるべきだ。標準治療をベースに、安い代替療法（食事療法など）を絡めつつ、痛い思いをしたくないとか、おカネが余っているとか、もうちょっと安心したいとかいうときに先進医療を考える。

しつこいがもう一度書く、標準治療が一番、効く治療法である。

→　ココ、ものすごく重要。テストに出る。安いけど一番効くんだよね。

私の場合は九大病院だったけど

ところで、がんになったら各都道府県の大学病院に入院される方が多いと思う。大学病院の使命は、まずは教育、研究、そして最後が臨床である。

私が元田に「オレは九大病院のマウスだよな?」と聞くと、元田は、激しく否定した。「違う、オマエはラットだ」と。元田によるとマウスは小さくて可愛く、ラットは大きくて可愛くないそうだ（てか、そこかい）。

神の手を持つ心臓外科医も、最初は素人。大学病院に入院される方は、これを理解していたほうがいい。研修医君や若葉マークの看護師さんにどんどん注射されよう。彼らは日本の未来を支えてくれる医療者たちである。分かりやすくいえば、それが嫌ならほかの病院へ行きゃいいんだよね。

代わりに大学病院のメリットがある。検査は、最新の検査が受けられる。手術で機械・器具などが使用される場合は、最新の機械・器具が使用される。そして指導医の医師たちは一般にバリバリのエリートたちである（給料は安いけどね）。

さらに難しい病気の症例数は、やはり各地区の拠点病院が一番多いというのが実情である。ホームドクターに大学病院以外の病院を紹介されたら、「あ、オレの病気は大したことないな」と、ポジティブに考えるべきである。

逆に大学病院を紹介されたら、「ヤバいのかも」と思うのではなく、「オレは病気のエリートだ。闘ってやるぞー」と、このくらい脳天気なほうが治療はうまくいく。

医師には「勝つためのゲーム」を

私は医療裁判には批判的である。それは、医師は医療裁判、あるいは医療裁判になりそうな出来事に強い不快感を持っている場合が多いからである。

あなたが医師に「失敗したら訴えます」とか、「友人に弁護士がいます」とかいうのは自由である。まあそこまでいっちゃう患者も少ないとは思うけど、日本は法治国家で、表現の自由は保障されているからね。でも、雰囲気で、「この患者、めんどくさそう」と思わせる人も多いらしい。

そんな患者あるいは家族に対して、ギリギリの選択を迫られる可能性のある医療の場合に、医師が「勝ちに行くゲーム」をしてくれる可能性は低くなる。私が医師なら、めんどくさい患者には「負けない」選択をする。要するに、当たらず障(さわ)らずスルー（無視）する方法を選ぶ。

このように、「勝ちに行くゲーム」と「負けないゲーム」とは明らかに違う。認識しとくべきだと思う。ただし、前に述べたように、医師にペコペコしろというのとは違う。治療方針については医師と徹底的に話し合うべきだ。

まず患者自身が本気でないと

手塚治虫さんの描いた『ブラックジャック』って漫画を知っていると思う。多分、医師たちが読んだことのある漫画では第一位だ。その中にこんな話がある。

自分の娘が重病になった父親がいる。ブラックジャックはいつものように高額な手術代を請求する。確か三千万円だったと思う（現在のお金の価値なら一億円？）。

父親は貧乏で、そのおカネを用意することができない。ブラックジャックにすがったり、泣きついたり、とにかくありとあらゆるお願いをする。

ブラックジャックは冷たい。「自分はモグリの医者なので、三千万円耳を揃えて持ってこなければ、絶対手術はしない」と言い張る。

ハラが立った父親は上半身裸になり、「オレのこの体をくれてやる」と叫ぶ。「健康診断で一度も引っかかったことがない。アンタなら買えるだろ？」と。

父親のすべての臓器などをブラックジャックに譲り渡す旨の契約書を交わしたあと、ブラックジャックはクルマに乗り込み、父親と交わした契約書を粉々に千切り、捨てる。娘は回復する。それを見届けたあと、ブラックジャックは娘の手術を行なう。

人を動かすには、さまざまなテクニックが、ちまたに溢(あふ)れている。テクニックは、短期的には、あるいはそれほど難しくない問題であれば効果を上げるだろう。だが長期的に、あるいは命の懸(か)かった局面では、自分のすべてを賭(か)けた「本気」だけが人を動かす。

第三章　できること、できないこと

何ができて、何ができないか

これはパクリなのだが、私の言葉で書けばいいのかなと思って書く。影響の輪と関心の輪について。

人には願望、こうなってほしい、こうなりたいと思っていることがある。例えば、「お金持ちになりたい」「モテたい」「長生きしたい」。これを関心の輪という。この関心の輪にアプローチする方法がある。

お金持ちになりたい人の解決法は、宝くじを買う、仕事を増やす、事業を起こす。

モテたい人の解決法は、痩せ薬を飲む、整形する、たくさんの異性にアプローチする。

長生きしたい人の解決法は、不老長寿の薬を飲む、栄養を考えた食事をする、体調が悪いときは早めに病院に行く。

すべての願望に対してさまざまなアプローチがあり、それぞれの人の生き方がある。でもいろいろな願望に対するアプローチには、明確な違いがある。それは「結果に対してあなたが影響を与えられるか」という部分である。

例えば「お金持ちになりたい」で説明すると、「宝くじを買う」では、あなたがその結果に影響を与えることができない。

「仕事を増やす」は、やろうと思えば明日から可能だ。そして少しかもしれないけどあなたのおカネは必ず以前より増える。

「事業を起こす」も、やろうと思えばひと月あれば可能である。もちろん、成功できるかどうかは努力と運次第である。

「影響の輪」へのアプローチ

自分が影響を与えられることを影響の輪という。影響の輪にアプローチすることがすべての願望を叶えるカギである。

違う例えをしよう。あなたが野球少年で、たくさん打てるようになりたいとする。答えはカンタン。素振りをする、ティーバッティングをする、ときにはバッティングセンターに行く。途中で筋力が足りないと思えば筋トレをする。筋トレも打ちたいという部分にフォーカスした筋トレでなければ意味がない。

例えば、腕立て伏せは、効果が薄いのではないかと私は考える。打つときに大胸筋（胸の筋肉）はほとんど使わないからだ。やっているつもりでは意味がない。すべてはアタマで考え、実行し、問題があれば修正し、また実行する。その繰りかえしで、自分にできることをやるだけである。これを影響の輪にアプローチするという。

逆に練習もせず、うまくなりたいといっているだけでは上達などしない。

ところで私もそんなにできた人間ではない。例えばテニスやゴルフが私は好きだ。でも、そんなにうまいほうじゃない。「そんなにいうならうまくなってみなよ」と思われるかもしれない。そう、うまくなりたいなら、毎日素振りをし、球を打ち、アタマで考えたテニスやゴルフに必要な筋肉や持久力を鍛え、ゲームをしてゲーム勘を養えばいいのである。なのになぜうまくなれないか？　それは時間がないからではない。テニスやゴルフに時間を割けないから、厳密にいうと時間を割かないからだ。

この部分の自覚が大事だと思う。つまり、私のテニスやゴルフが下手くそなのは、私のせいである。もっといえば、私はテニスやゴルフが下手くそであることを選択している、ということになる。つまりあきらめている。分かりやすくいうと、下手くそでもいいか、楽しめれば、と思っているワケだ。これは、やろうと思えば（ある程度）できるはずなのに、やらないことを選択する例である。影響の輪にアプローチしないことを選択したということだ。

さて私がプロ野球選手になろうと思ったとしよう。

ちなみに私は四十二歳、野球経験はなく、つい先日バッティングセンターで百キロの球を打とうとしてまったく当たらず、バントで当ててやろうと思ったら右手の親指に球が当たり、打撲を負ったという腕前の持ち主である。

一日八時間では足りないので十六時間練習する。三年もやればそこそこうまくなるだろう。だがおそらく社会人野球の二軍までいければ大したものだろう。

五年やった。そろそろ年齢が気になる。私は五年後には四十七歳。プロ野球選手はほとんどが四十歳になるころには引退する。現役最高齢選手は中日の山本昌投手だそうだ。執筆時点で四十八歳（今、調べた）。

さて、長くなった。要するに、私が今からプロ野球選手になろうというのは、白昼夢（はくちゅうむ）である。人には最初からできないし将来的にもできないことがある。例えば、私が、白人になりたいとか、ウィンブルドンに出たいとか、子供を産みたいとか願っても、できないことが人生にはいくつもある。これを関心の輪と影響の輪のスキマと私は呼んでいる。関心の輪と影響の輪のスキマのことを考えるのは時間のムダである。

私が死を覚悟できたワケ

私がどのようにして死を覚悟できたのかは、ここに答えがある。がん治療中に影響を与えることができることはいくつもある。食事、運動、明るくしていること、検査や治療を嫌（いや）がらないこと。

だが、手術の結果、検査結果が悪いことなど、影響を与えることができないこともいくつもある。影響を与えられる部分だけにできる限りフォーカスし、実行する。結果は確率論でしか語られない。

死もまた影響の輪と関心の輪のスキマである。影響の輪と関心の輪のスキマは、あきらめる。一日一回は目を閉じて、最悪の場合は死を受け入れようと、自分に言い聞かせる。

そしてまた、影響の輪にアプローチする。

影響の輪と関心の輪について書いた。読書家の方ならご存知かもしれないが、これは『七つの習慣』のパクリである。

身の周りのいろいろなことに目を向け、イライラすること、こうありたいと感じること、そのほかさまざまな事柄を、これは影響できることだろうか？　影響できないことだろうか？　と考える。

影響できることで重要なことには、自分の時間やおカネを注ぐ。重要でないことには影響しないことを選択する。そして影響できないことはあきらめるというステップを踏むと、心が穏やかになる。

実は、ここまでの考え方が重要である。がん患者に、笑え、明るくしろ、前向きに治療を行なえ、といって、なぜできない人とできる人がいるのかの答えはここにある。

自分の心の中にモヤモヤがあるうちに、笑えといわれてもムリだ。

意識するしないにかかわらず、右記のステップを踏んだ人は、検査の結果が悪かろうと、手術の結果が悪かろうと、それを受け入れ、前向きに治療することができる。

死、検査の結果、手術の結果は、影響できないことだ。

運動する、友人と話して笑う、ときには友人のありがたさを感じて泣く（泣くことも免疫系にいいらしい）。これらは影響できることだ。

ゲルソン療法やマクロビオテック、野菜スープだけを飲む食事療法、アガリスクなど、これらは私の場合、影響しないことを選択した（これらのことががんに効くか効かないか、私には分からない。信じる者は救われることもあるだろう）。

ただ私は、がん治療というゲームの中で、これらのアイテムを装備しないことを選択しただけだ。

『神よ、変えることができるものについて、それを変えるだけの勇気を我らに与えたまえ。変えることができないものについては、それを受け入れるだけの冷静さを与えたまえ。そ

して変えることができるものと、変えることができないものとを識別する知恵を与えたまえ』（ニーバーの祈り）

死を覚悟することは、生きること

死を覚悟することと、あきらめることとは、まったく違う。

よくがんの告知を受けて、頭が真っ白になったという表現を見かけるが、少なくとも男性に関しては、まったく理解できないというのが本音だ。

もちろん物事への感じ方は人それぞれだし、否定、批判しているわけではない。ただ私は、「死を覚悟するメンタル」を提案したいだけだ。

ここでは死を覚悟するための方法について書いておきたい。

欲望という言葉に悪いイメージを持つ人は多い。だが私は、「欲望を利用すること」を勧める。なぜか？

例えば、ダイエット。ダイエットが難しいのは、食べるという行為が、生命体にとって快楽だからだ。そもそも食べなければ生命体は死に向かう。生命体を生き長らえさせるために、自然に備わった欲望が食欲である。生命体として見た場合、食欲旺盛な個体のほうが、食欲のない個体よりも多くの遺伝子を残せた可能性は高い。

だから、ダイエットを成功させたいのなら、食欲を我慢することに焦点を合わせてはいけない。たいていの人は失敗する。少なくとも私にはムリだ。

ダイエットを成功させたいのなら、むしろモテモテになりたいとか、彼のハートをゲットしたいとか、分かりやすくいうと性欲に焦点を合わせることだ。高尚（こうしょう）なフリをしていても、あなたも私も、可愛（かわい）いあの娘もかっこいいカレも、生命体である以上、食欲と性欲に支配されている。それならば、その欲望を利用したほうが効率的ではないだろうか。

経済学の言葉で、「健全な欲望」という言葉がある。仕事をたくさんする。お客さまのためになるように（裏には今後も自社商品、サービスを利用してほしいというシタゴコロがある）、少しでも儲（もう）かるように工夫する。すべて誰にも迷惑をかけない、健全な欲望である。

同業他社は迷惑するかもしれないが、インチキや違法行為をしているのでなければ、文句をいわれる筋合いはない。「あなたの会社も努力すればいいんじゃない」と思うだけだ。

同様に私が自分好みの女性を見つけ、アプローチをし、デートに誘い、美味しいものを食べさせ、「キスをしたい」「服を脱がせたい」と思うことは、彼女が嫌がっていなければ健全な欲望だと思う。

だから、私がなぜ死ぬことへの覚悟が早い段階でできたかに対する答えは簡単だ。私が女好きだからである。女性陣にカッコいいと思ってほしいという、カッコ悪い欲望があったから死ぬかもしれない状況でも、平気な顔をしていたのだ。私は、美味しいモノと女性には弱いし、我慢は大の苦手だし、泣くことだってしょっちゅうだ。私は弱い。それでもできた。だから誰にだって死を覚悟することはできる。

このように私が覚悟を決める過程で意識したのは、カッコつけることだった。死に目にあってもモテたいんですな、オトコというのは困った動物だ。オレだけ？　いやいや、男性諸氏にはこれをお勧めする。カッコつけて覚悟を決めるのだ。女性は私にとって永遠の謎なので分からない。だが、本能に根差した部分に、その答えがあるような気がする。

神仏にすがる方法もあると思う。日本人は、中でも理数系の人間は、宗教に対してきわめて懐疑的な見方をする。生物はしょせん遺伝子のキャリアー（運搬人）だとか、好きになるってことは遺伝子を残すためだから、結局シタイってことだとか、身も蓋もないことを考えちゃう。

当然、宗教に頼るのなど恥(は)ずかしいと思う自分もいる。だが、このようなことを考えている理数系の友人と私に、もう一人の自分がいう。オマエ、ガキか？　と。

神仏には申し訳ないが、神様、仏様を利用することを提唱する（神や仏は寛大なのできっと赦(ゆる)してくださる）。心を落ち着かせるためには、祈ることと瞑想(めいそう)することは非常に効果がある。私の場合、祈ることとカッコつけたいと思うことで死を覚悟している。

ほかにもさまざまなアイディアがあるだろう。いずれにしても死を覚悟することは非常に重要だ。それを獲得すれば、できることが見えてくる。

自分で、できることから始める

私についていえば、がんになったのは自分のせいだ。
・タバコを吸っていた。
・お酒はアホみたいに飲んでいた（焼酎(しょうちゅう)一升/day）。
・運動はしていなかった。
・食べ過ぎていた（術前体重一〇三キロ、ＢＭＩ：３４・８）。

・イヤなことでも我慢して、仕事していた。

だから、生活を変えた。

・タバコはやめた（でもニコチンガムを噛んだりする）。
・お酒は週二回以下（飲むときも焼酎換算で三合ぐらいまで）。
・運動を週二回以上している。
・飲んで騒ぐとき以外、食事は質素に（体重七十九キロ、ＢＭＩ：２６・７キープ）。
・イヤな人とは仕事しない（簡単、断われればいい。命が懸かっているとカネなど本当にくだらない）。

何を今さらと思われる方もおられると思うが、まずは自分で、できることから努力しなくては、何も始まらない。

病になって、もっとも役に立った自分の資質は、責任を取れる人間だったことだと思う。イヤーなんだか自分のことを良く書くのはカッコ悪いので、今まで避けていたんだけどね。自分で責任が取れるようにならないと重い病とは闘えないと思うから、あえて書く。

私は酒も好きだし、バクチも好きだし、女性も大好き。飲む・打つ・買うの買う（女性を買うのは私のポリシーに反する）はしないけど。まあ、お世辞にも品行方正な男だとは思えない。ただ、責任は自分で取る。

若いころ、私は人のせいにばかりした記憶がある。情けない。

往々にして人は自分で責任を取りたがらない。モテないのは暗いから。暗いのはカネがないから。カネがないのは景気が悪いから、などなど。

はっきりいおう、カネがないのはあなたの働きが悪いからだ。景気が悪くても稼いでいるヤツはいる。カネがなくても明るい男はいる。カネがなくても明るければモテるかもしれない。

患者自身が責任を取る

私は経営者になって人のせいにすることが減った。

問題が発生したら、自分で責任を持つ。自分のことに責任を持つのは当然だが、自分の手が及ばないことでも責任を取らなければならないときがある。従業員がした失敗、取引先の思いこみ、理不尽な法律やルールなど。

問題が生じ解決していく過程では、さまざまなことが出てくる。途中で「オレの責任じゃねえ」といいたくなることもしばしば。でも、ぐっとこらえて自分の責任にしてしまう。なぜって？　そのほうがカッコいいから。ではなくて、私が責任を取る姿勢を見せれば周りも本気になってくれるからだ。

ご年配の患者さんには「先生にすべてお任せします」という人が多いらしい。これが問題なのは、医師を信頼しているようで、すべての責任を医師に押しつけているという部分だ。

医師たちは、「すべてお任せ」患者に対する処方箋（しょほうせん）を獲得している。だが、その医療は現在の日本の医療のポテンシャル（潜在力）をすべて発揮したものではない。自ら責任を取らない患者には、それなりの可もなく不可もない医療が提供される。

簡単な病気、すでに治療法が確立されている病気は、医師にお任せしたほうがいい。彼らはプロだからだ。

私がいっているのは、がんをはじめとする難病、治療法が確立されていない病の場合である。医療チームに日本の医療のポテンシャル（潜在力）をすべて発揮してもらうためには、患者自身が責任を取ることが絶対に必要である。

例えば、ある抗がん剤があったとする。新しいアイディアでこれまでの抗がん剤とはまったく異なる作用機序（薬物が生体になんらかの効果を及ぼす仕組み）。劇的に効く可能性もある反面、予想もしていない副作用があるかもしれない。

あるいは最近はやりのｉＰＳ細胞。私のすい臓は三十％しか残っていない。ｉＰＳ細胞の研究が進めば、私自身のモノと遜色ないすい臓が移植できるかもしれない。しかし、ｉＰＳ細胞はその出自から考えてがん化するリスクが非常に高い。移植すべきかどうかは、その後のＱＯＬ（生活の質）などから考えて慎重な判断をしなければならない。

自分の病のことを学ぶのは当然である。今は、情報化社会。アマゾンは私の忠実な僕だ。こういった最先端の医療といえば聞こえがいいが、要するにハイリスクな医療を選択しなければならないことが起こり得るのが重病、難病の宿命である。

そのとき、「自分で責任を取る」という態度、姿勢が、大いに役に立つ。

第四章　人は、脳でできている

プラセボ効果を引きだそう

プラセボ効果とは、広義では、医学的には効果がないと分かっているのに、ある環境下では薬や処置や手術が効いてしまうことをいう。分かりやすくいうと、「気は心」ということである。昔の医師はこのプラセボ効果を多用した。

理由をはっきりいうと、ろくな薬がなかったからだ。抗生物質、ペニシリンが実用化されたのは一九四二年。それ以前、人類は細菌に作用する薬を持っていなかったらしい（このへんは自信がない）。

例え効く薬がなくても、患者は病気になって病院にやって来る。「この病気は治りません」とはいえないから、奥歯を噛（か）みしめて笑顔をつくり、「この薬は、神のご加護（かご）があるありがたい薬です」といって、砂糖菓子を処方したというわけだ。

プラセボ効果を引き出すには、医師が「オレに任せとけば大丈夫」という言葉を患者に与えることも含まれる。だが、ほとんどの現代の医師は、神の座を、あるいは宗教者の座を降り、とくに重病のときには、このプラセボ効果を利用しなくなった。厳密にいうと利用しないというより、できなくなったといったほうが正しい。

利用できなくなった理由の一つは、ＥＢＭ（科学的証拠に基づいた治療法）の発達、もう一つは訴訟社会の発達である。

この原因と対策は後述する。ま、今回は犯人探しはやめとこう。生き残るためには、与えられた環境下で最善の行動を取らなければならない。

さて、私見だが、現代の病院でプラセボ効果を与えてくれるのは、看護師さんだと思う。彼女たちは医師に代わって、「大丈夫」といってくれ、「頑張れ」といってくれる。

だから看護師さんとのつきあい方は重要だ。もちろん、看護師さんの口説き方ではない。私はシャイなので女の人は苦手である。

私たちはプラセボ効果を日常で利用している。

例えば、奥さんや彼女に、「綺麗（きれい）だね。可愛（かわい）いね。いい女だね」などといえば、彼女たちは、「私は綺麗なんだ」「可愛いんだ」「いい女なんだ」と思いこむ。繰りかえしいわれることで、彼女たちは、メイクや体型、健康的な食事などを意識し始める。

もっともっと繰りかえしいわれることで、最終的に、「綺麗になろう」「可愛くなろう」「いい女になろう」と細胞レベルが動いていくのだ。これは、脳の勘違いが引き起こす奇跡だ。いや、それが現実だ。

さらに男性の脳は、女性の脳よりはるかに騙されやすいので、「仕事、頑張っているね、偉いね」などとほめてやってほしい。少し行なうだけで劇的な効果を生むはずである。

脳と肉体との関係

同じような事態に遭遇しても、思うことや対応は、ヒトそれぞれだ。その違いを個性というけど、じゃー個性ってナニ？　うーん、質問の意味が分かりづらいなあ。

私が聞きたいのは、それぞれの人の違いってなんだろうということだ。

例えば、私と元田は違う。持っているモノの違いではない。私も含め、ほとんどの人は大したモノを持っていない。持っているモノ（大きな家に住んでいるとか、高級車に乗っているとか）の価値など、その人が持っているモノの一部に過ぎない。

裸になったときの価値こそが、人の価値である。

裸になったときのその人の価値、これを経済学用語で「人的資本」という。その人が持っている価値のうち、人脈などから得られるモノを「関係資本」という。

例えば、元田でいえば、医師免許を持っているという分かりやすい人的資本があり、医療界に人脈を持っているという関係資本があるわけだ。

おっと、性格とか頭の良さとかを忘れていた。そっちのほうが大事だよって方も多いだろう。この性格とか頭の良さとかが、「脳の違いですよ」っていわれるのは納得できるよね。

でも、「スポーツができるかどうかも脳の違いです」っていわれて、すぐに納得できる人は少ないかもしれない。


タイガーウッズはゴルフのトッププロである。仮に、脳の移植が完璧（かんぺき）に、肉体的なダメージがまったくない状態で可能だとして、私とタイガーウッズの脳を取り換えたとしよう。どんなことが起きるだろうか？

私の脳が入っているタイガーウッズは、まず英語が話せず、日本語を話すようになるだろう。逆にタイガーウッズの脳が入っている私は、日本語を話せず、英語を話すようになるだろう。これは、すんなり理解できると思う。

さて、ゴルフの腕前はどうだろう？

タイガーウッズの体を着ているのは私の脳である。当然、ゴルフは下手くそであることが想像される。プロの試合などに出てしまったらコースセッティングが厳しいこともあり、一〇〇以内で回れたら最高だろう（というよりも一番ホールで棄権（きけん）すると思う）。マスコミには「タイガーウッズ、不振」とか書かれるだろう。そして引退することになると思う。

逆に、私の体を着ているタイガーウッズのほうはどうだろう。身長、体重、手の長さ、足の長さなどに違いはあるが、おそらく短期間で、脳が変わった体にアジャスト（適応）してくることが考えられる。もちろん筋肉量などの違いはあるので、前のタイガーウッズよりもスイングスピードは落ちるだろう。

それでもコンスタントにドライバーで二八〇ヤードは飛ばすだろうし、白マークからならアンダーでラウンドしてくると思う（素人用のコースは白マークといって前のほうからティーショットする。分かりづらいかな？　十八ホールを回る場合、ティーグラウンドからカップまでの距離の合計が、プロの場合は約七千二百ヤード、アマチュアの場合は約六千ヤード、アマチュアのコースは短くて簡単ということだ）。

これは、タイガーウッズの脳が、スイング、コースマネジメントなどのゴルフに関する知識を学習しているからだ。脳の体へのアジャストがうまくいけば、遅咲きの新人ゴルフプロデビューということもあるかもしれない。

私のゴルフが下手なのは、肉体には問題ない（ハイレベルになれば肉体を鍛える必要性は当然生じるかもしれないが）、私のゴルフが下手なのは「アタマが悪い」からである。スポーツの練習をするというのは、脳の運動連合野というところを鍛（きた）えているそうだ。

さて、何がいいたかったかというと、「人は、脳でできている」ということである。脳に比べれば、肉体は着物、服に過ぎない。脳はあなたそのものである。

「肉体は精神のビークル」（乗り物）といわれるが、「肉体は脳のビークル」というのが正しい、と私は思う。そしてこの「脳の力」というのがメンタルの力であり、プラセボ効果が生まれる要因である。

プラセボ効果利用法

良心的な医師なら、あなたが「アガリクスを飲んでいます」といったら、否定も肯定もしないはずだ。それはプラセボ効果があることを、臨床医は痛いほど感じているからである。はっきりいうと代替医療は、そのほとんどがプラセボ効果を利用したものだ。

医師はこういったことはハッキリいわない。医師は当然、プラセボ効果を十分認識しているから、「患者さんが信じているのなら、もしかしたら効くかもしれない」と思っている。余計なことをいって、効かなくなったらいけないからだ。

だから代替療法も、安いヤツはやったほうがいいと思う。いつの時代も信じる者は救われるのだ。


医師という生き物は、基本的には科学的なことだけを信じる。だが、臨床医はとくにがんに関わるような医師は、四六時中人の死に立ち合う。彼らは、宗教などに傾倒する患者や、健康食品に走る患者などなど、怪しげな治療を信じている患者を見ている。

「ボクたち医者にもよく分からないんだけど（プラセボ効果などで）なぜか生きてるって患者さんもいるんだよね」などという医師が少なくないそうだ。

自分でやってみる

自ら効果的にプラセボ効果を引き出す方法は簡単だ。順序としてはまず、

一．感情の発露。

わんわん泣いても叫んでも、大声で歌ってもいい。あなたに合った方法で今の感情を外に出すこと。あっ、場所はクルマの中かカラオケボックスがお勧めである。音が漏れない。

二．死への覚悟。

これは、ほかでくどいほど説明するので省略。

三．体内の細胞に命令する。

脳は体の司令官である。脳が命令を下せば細胞は少しずつ命令を聞く。

このとき最初から「がん細胞を攻撃しろ」では、思慮が浅い。がん細胞はあなたの細胞で、元々は仲間である。だから私は最初に、「仲直りしようぜ」と呼びかける。呼びかけて仲直りできないがん細胞君たちには、「死んでください」とお願いする。

ここまでがん細胞君にチャンスを与えれば、免疫細胞たちも攻撃をするときに心を痛めないですむのかなと思う。がん細胞は元々仲間なのだから。

あなたが会社の人事の担当者で、不良社員を辞めさせる部署にいたとする。

社長から「あいつ辞めさせろ」っていきなりいわれたら、「オレも会社とケンカしたら、あんなふうにいわれちゃうのかな?」って思っちゃうよね。でも、仲直りするチャンスや依願退職するチャンスを与えれば、釈然としない気持ちは減る。

最後に、免疫細胞に「これだけチャンスを与えたんだから、もういいでしょう。助さん、格さん、やっておしまいなさい」というわけだ。

寝る前に全身の細胞に語りかける

抗がん剤は、副作用が激しいらしい。私は、TS1、ジェムザールというあまり激しくない抗がん剤しかやってないせいか、副作用をあまり感じた覚えがない。髪の毛が少し抜けたぐらい。その秘密を、お教えしたい。

私の場合、抗がん剤を受けにいくのが楽しみだった。ちょっと私好みの看護師さんと事務の子がいたので、ワクワクしていた。

「やったー、今日は抗がん剤だぜ。九大病院だぜ。看護師さんも可愛いしなあ。事務の子も可愛いしなあ（ちなみに可愛い子は、ほかにもたくさんいた）。やったー、楽しいなあ」
→（私の脳の中身。女性を認識すると、私の脳からは快楽物質が出る。女性と話をすると、私の脳からはさらに大量の快楽物質が出る）
取引先に行ったとき、ニコニコしながら「今から、抗がん剤やってきます」っていったら、その取引先の人に「林さん、不思議な人やね」っていわれた。「ちょっくら、抗がん剤やってくるぜー」って、そんな人あんまり聞かない。

まず九大病院に行ったら、化学療法室でルートを取られる。化学療法室に入ったら、好みの看護師さんがいるかどうか目で探す。いてもいなくても「おっはよー」と元気に挨拶する（いたらより元気になる）。ちなみに好みの看護師さんは既婚者だったので、大っぴらに誘うわけにはいかない（オマエも既婚者だろって突っこみはナシで）。

それから、ルートは基本的に医師に取られるのだが、注射が怖い私は「先生、注射うまいもんねえ」「イヤー、こないだは一回で成功した」「先生っ、注射うまーい」と、おだてまくる。どんなにおだてても注射は痛い（涙）。

ルートが一回で取れなかったら、二回目を別の場所に刺される。当然、痛い×2である。注射を打つ人に無用なプレッシャーを与えれば、痛い思いをするのは自分である。

笑顔（引きつっているかもだが）で、少し大きめな声で「先生、肩の力を抜いてー、深呼吸してー、ドンマイ、ドンマイ、次、行ってみよう」という。

すべては自己防衛本能である（涙）。医師へのプラセボ効果（この場合は暗示かな）を引き出すためのムナシイ努力である。ちゃんとルートが取れるまで、この作業は続く。

　このとき、検査のための血液も抜かれる。昼飯を食べて、一外科の外来に上がる。

　事務の子に「今日もいい女だよねー。そろそろ、オレとメシ食いに行く気になった？」と、非常に重要な話をする（これが最大の目的で、九大病院に行っていた）。お気に入りの事務の子がいないと少し凹む。

　主治医の先生のところに診察を受けにいく。少し難しい話をする。でも難しい話はどうでもいいので割愛する。診察が終わったら化学療法室に戻る。抗がん剤の点滴が始まる。

　始まったら、「おおっ、いいモノが体内に入ってきている。抗がん剤君、オレの免疫細胞君たちと協力して、がん細胞をやっつけてくれ。おおっ、体の中がきれいになっていくー」と自己暗示をかける。生理食塩水でも、効くと思えば効くらしい。ここまですれば抗がん剤が効かないわけがない。

　最近は忘れてしまうようになったが、夜寝る前に私は瞑想にふける。瞑想法はいろいろあるので、専門書をぜひ読んでいただきたい。

　私の場合、自分の体に語りかける。内容は次のようなことである。

「全身の細胞君たちに告ぐ」

「がん細胞になっちゃおうかなあと思っているそこの君。ちょっと待った。今、改心すればまだ間に合う。仲直りしようぜ」

「がん細胞になっちゃった君。改心できない？　じゃあ、良かったら死んでくれないか」

「そして免疫細胞諸君。がん細胞を見つけ次第、排除してくれ」と、私の体内の各細胞君たちに語りかける。

再発させたくない方、再発したけどがん病巣を大きくしたくない方へ。重要なことを一つだけ。「実行する」ことが一番大事である。

第五章　メンタルトレーニングから学ぶ

がん患者のメンタルに必要なこと

西田文郎さんというメンタルトレーニングの専門家の講演を聞きに行った。

西田先生は北京オリンピックのときに、女子ソフトボールチームに金メダルを取らせた方である。ほかにも、さまざまなプロスポーツ選手のメンタルトレーニングをしている方である。さらに、上場企業の経営者を多数育成しておられる方である。

西田先生のメンタルトレーニングのなんたるかを、私がすべて知っているわけではない。だが、私は何度か通っている。再発させずに長生きしたい方は、ぜひ一度聞きに行ってみるべきである。ほとんどがビジネスの話であるが、西田先生の話には「がん患者のメンタル」に関するヒントがたくさん詰まっている。

科学者は、「再現性」という概念をもっとも大事にする。再現性とは、分かりやすくいうと、同じ手順を踏めばどんな場合も同じ結果が出るということだ。

例えば、タイガーウッズと同じ場所から、同じ身長で、同じ手足の長さで、同じスイングプレーンを描き、同じスイングスピードで、同じインパクトを迎えれば、球はほぼ同じ場所に飛ぶ（ほぼの部分は空気抵抗や風の影響）。

もし風や空気抵抗がまったく同じなら（そういうことはあり得ないが）、球はまったく同じ場所に飛ぶ。科学とはこういう大前提で成り立っている（医療の場合、というか統計学を利用する領域であれば、その可能性が高いという場合も含む）。

西田先生は、かなりの数のメンタルトレーニングをこなしておられ、成果を挙げておられる。これは、ほぼ科学（サイエンス）といっていいのではないだろうか？

脳はDon'tを理解しない

メンタルトレーニングを行なって、プラセボ効果を引き出そうと思うとき、結構間違えるのが、脳に命令するときに、Don't形式でやってしまうこと。

メンタル（イメージ）トレーニングが有効だとすれば、これを間違えて逆にがん病巣を大きくしてしまっている人が多いような気がする。

例えば、「死にたくない」「がんが大きくならないでほしい」←これらはすべて間違いである。この場合には、「生きるぞー」「がんよ、小さくなれ」、あるいは「免疫細胞よ、がん細胞を攻撃しろ」などが正しい。脳というのは、日本語でいうと「〇〇しない」というのを理解できない。

ゴルフで池が目の前にある場合を考えよう。ゴルフのプレイヤーは当然、「池に入れたくない」と思う。でも「池に入れたくない」と思ってしまえば、脳は「池に入れろ」という情報と区別がつかない。厳密にいえば、脳は「池に入れ」までしか理解しない。結果、脳には「池に入れろ」と伝わってしまう。だから、イメージトレーニングのトレーニングを積んだ人は、必ず池の先のフェアウェイとか、グリーンに目標を設定する。

だから、「死にたくない」という情報は、「死ね」と脳に伝わってしまう可能性が高く、がんに対して「大きくなるな」と思うと、逆に「大きくなれ」と伝わってしまう可能性が高いのである。

とにかく、命令は肯定形であれば間違いない。「がんに負けない」という表現よりも、「がんに勝つ」のほうが適切だ。

大切なことは、「脳の習性を知って、脳を利用する」ということだ。

繰りかえしになるが、医師はみんな基本的に論理的な考え方をする。医学が自然科学である以上、これは当然のことだろう。しかし現在のＥＢＭ（科学的証拠に基づいた治療法）は、ホモサピエンス（動物としての人間）としての人間に焦点を合わせ過ぎているのではないかと私は考えている。

臨床医は現場でプラセボ効果があることを見せつけられる。それなのにクレーム社会の出現によって、ヒューマンビーイング（文明的な人間↑私の考えでは情報を利用するヒト）であることを利用しにくくなっているのが実態である。脳科学者、メンタルトレーナーなど脳をトレーニングする専門家たちが、プラセボ効果を与えるときに関与すれば、かなりの病気の予後（術後の経過）が良くなる可能性が高いと思う。

メンタルトレーニングの論理的な部分の解明が進めば、医師も科学的にプラセボ効果を使えるようになるかもしれない。

先日、ふだんはお互いふざけてばかりいる現主治医T先生に、「プラセボ効果をみんなに与えられる仕組みを作りたい」と話したら、真剣な表情で聞いてくれた。治療に、脳科学や大脳生理学（私には違いが分からない。ただ脳が付くのを並べただけだ）を使って、メンタル、脳に専門家がアプローチしてほしいという話だ。

プラセボ効果を学問として解き明かし、それをすべての患者に提供できれば、すべてのがんの五年生存率が五％は上がると思う。ここは、本気である。

でも、そんなシステムができるのを待っていたら、今、がんになっているあなたや再発を恐れている私には間に合わない。だから、私がこの本で紹介しているのは、手探りで私が考え、実行している「自分でプラセボ効果を得る方法」である。

自己暗示ともいう。瞑想ともいう。ピグマリオン効果ともいう。名前などどうでもいい。

まずは事実を受け入れる

元田が「今のがん治療の最大の問題は何か分かるか?」と私に聞いてきたことがある。「告知」だそうだ。告知され、がん治療に向かうときの患者の態度には四種類ある。

①がんであることを受け入れて、前向きに治療する。
②がんであることを受け入れてはいるが、後ろ向きに治療する。
③がんであることに目をつぶって、前向きに生きる。
④がんであることに目をつぶって、後ろ向きに生きる。

当然だが、治療成績が一番良いのは、①がんであることを受け入れて、前向きに治療する、である。良心的な本であれば、必ず書いてある。あるいは、優しい病棟看護師さんは会話の中で教えてくれる。だから告知を受けたら、「がんであることを受け入れて、前向きに治療する」べきなのだ。

どんなふうに受け入れればいいのかという問いに対して、私の答えは、最初に「死を覚悟しろ」である。がんの告知を受けたら誰でもビビる。泣こうが、喚(わめ)こうが、暴れようがあなたの自由だ。それであなたの気が治まるなら、大いに泣き、喚き、暴れればいい。泣き疲れ、喚き疲れ、暴れ疲れたら、死を覚悟しよう。死を覚悟すると心が平穏になる。覚悟したら、あとは最大限の治療を尽くすだけである。

自分が、がんになったら、まずは覚悟を決めよう。

例えば、笑いは免疫系にいいというが、がん患者にとって死を覚悟していない笑いはどこか空虚だ。死を覚悟してしまえば心の底から笑うことができる。死への覚悟を決め、前向きに治療することで、あなたの病気は必ずいい方向に向かう。

私にとって死への覚悟を持つことは、そう難しくはなかった。というよりも、それしか選択肢がなかったといっていい。

死への覚悟を持つことの方法論はすでに述べた。そのメリットを説明したい。

タイタニック号は、氷山との衝突が原因で沈没したとされている。

記録によると、衝突から沈没までは二時間四十分。乗員・乗客約二千二百人中、約七百人が生き残っている。生存率は約三十二パーセント。

例えば、その船に、あなたと私が乗り合わせていたとしよう。船はまだ浸水を始めたばかりだ。避難する時間は十分にある。

生き残る確率を増やすためにできることは山のようにある。海に投げ出されたときのウキを確保する。寒い海に投げ出される可能性が高いので、防寒具を用意する。漂流後、近隣の船や陸と連絡を取るための道具を用意する。水と食料を用意する。まだまだ、できることはあるだろう。

私はあなたにこういう。「落ち着け、ゲームはまだ始まったばかりだ」と。「天がオレたちを試しているのだ」と。「助かるだけではなくて、このゲームを楽しんでやろうじゃないか」と。

考える時間は十分にある。が、パニックになっている時間はもったいない。助かるためには、まずは死を覚悟することだ。最悪のことを覚悟すれば、何より精神が落ち着く。精神の落ち着きは多大なメリットをもたらす。

最悪、死んだってダメもとだ、という心境になれば、何にでもトライできる。同じことが、がんの治療にもいえる。

第六章　医師の生態を知る

私は、五年生存率が一パーセント、生者と死者の間にいる。もちろん死んでやる気など毛頭ないが、どうすれば医師、医療機関の人たちが本気で治療に当たってくれるか考える。そのために、まずは敵、じゃなかった一番力強い味方である医師について見てみよう。

昔、神様。今、ただの人

昔の医師は、患者にとって神様だった。神様という表現が少し重すぎるのなら、教祖様といってもいいかもしれない。

本書でたびたび書いているプラセボ効果、プラセボとは偽薬（にせぐすり）という意味で、プラセボ効果とは、「このクスリ効くよ、効くよー、メチャクチャ効くよー」っていわれると、片栗（かたくり）粉（こ）でも、効いちゃうって効果のことである。

繰りかえしになるが、昔の医師は、このプラセボ効果を多用した。患者に薬を処方したり、手術を行なったりするとき、プラセボ効果を利用するためには、神様だったり、教祖だったり、神のご加護だったり、仏の恵みだったりしたほうが効果的である。だから、昔の医師は偉そうに振るまっていた。そのほうが薬や注射や手術が効く可能性が高いからだ。現代の医師で、偉そうに振るまったりする人はほとんどいない。

いたとしたら、アタマのイタイ人である。

現代の医師には、プラセボ効果を使いたくても使えないという事情がある。

これは、相手が重症患者であればあるほど顕著になる。

風邪などの軽症であれば「大丈夫です。薬を飲めば二、三日で治ります」などと、プラセボ効果をどんどん使ってくれる。本当は重病になればなるほど「頑張れ、大丈夫」っていわれたいのが患者の心境だよね。でも現実は逆の傾向にある。

何度もいうが、医師の責任ではない。社会のせいである。患者の脳の力をあまり使えないで医療を施している今の医師は、片手を縛られてゴルフをしているタイガーウッズのようなものである。

クレーム社会が原因であることは明らかだが、「クレーム社会のせいだ」って言いっ放しじゃ、アタマを使わないクレーマーと一緒である。

一つのアイディアは、ホームドクターとうまくつきあう。でも本当は、執刀医が「オレに任せろ」っていえるのが理想だ。

大病した人が周りにいない人には、私の書いていることは意味不明かもしれない。お医者さんや看護師さんなどの医療関係者、元患者、家族は、みんな意味が分かると思う。

ところで、しつこいけれど医師という人種は科学的なアタマを持っている、というより学生時代、アタマが科学に染(そ)められているから、臨床に出て患者に接したとたん、「なんて科学的でない人が多いのか」と驚き、戸惑(とまど)っているって感じかな。

もちろん医師も、ベテランになればそんなことはないだろう。

医学部は基本的には各大学の理系学部でもっともアタマのいいヤツ、厳密にいうと勉強のできるヤツが行くところである（勉強のできるヤツはアタマがいい場合が多い）。

彼らの受験科目の王道は、英・数・理で、国・社はセンター対策。とくに社会はセンター前に一週間で仕上げるといった具合だ。さらに理科は、王道を行くヤツは物理と化学を選択する。生物を選択するのは、微妙に負けを意味する。ベッタベッタの理系である。

私の出身校だけかもしれないが、理系のヤツは文系のヤツを微妙に下に見ている（感じ悪い）。高校のときに『文転』という言葉があったが、これは撤退を意味していた。

理系の彼らの妙なプライドが、その後のモテない人生をつくり上げるのだが（悲）、詳しくは「理系の人々」でググっていただきたい。

大学受験対策を高一のときから始めるとしても、医学部が六年、短い人でも九年間は理系の世界にさらされる。もちろん私も理系アタマで、若いころは「なぜボクの脳が君を求めるのか」について、当時の友だち以上、恋人未満の女性に語ったものである。

「私の脳が女性を求めるのはホルモンのせいです」なんてことを語り始めると話がずればかりか、ますますモテなくなってしまうので、ここで話を元に戻す。

「大学附属病院勤務医」哀史

たいていの人には医師に対する過度の恐れ、あるいは同時に崇拝（すうはい）があるように思う。そしてその裏返しとして攻撃、はては医療裁判になることも多い。

彼らは医師である前に人間だ。必要以上に恐れると重大な情報を聞きそびれてしまう。また医師に攻撃を始めれば、あなたはモンスターペイシェント（理不尽な要求などを繰りかえす患者）として腫（は）れ物に触（さわ）るように扱われる患者になる。

嫌いな患者だからといって手を抜くほど、彼らのプライドは低くない。でも、できれば医師と一対一の良好な関係を築こう。確実に治療にいいはずだ。

患者は、がん治療というこのゲームのメインプレイヤー。患者と医師のチームワークがいいほうが良好な成績を残す可能性が高いのは、子供が考えても分かることだ。

一方、病院において医師は、やはりスタープレーヤーだ。検査技師さんや看護師さん、医療事務員さんのいない病院は考えられても、医師のいない病院は考えられない。逆にいうと医師が一人いて、そこで診療を行なっていれば、一般人から見ればそこはもう病院だ。

私はアタマが悪く、勉強が嫌いだったので医者にはなれなかった。ただ、進学校だったので医者の友人がほかの人に比べれば多めで、直接、彼らの本音を聞くことができる。さらに自分のことではないから、書きやすい。

※（医師のみなさん申し訳ありません。これ以下の部分は友人の医者たちを想定して書いていますので、基本的に医師を医者と書かせてもらいます。医者を医師と書くとなんだかノらないのです）

医者の友人たちはみんな中・高時代の同級生だ。彼らのことを完全に知っているワケではない。また出身が男子校だったので、私の意見は少し（というか、だいぶ）歪んでいるかもしれない。いまだに男子高生が女子高生を自転車の後ろに乗せているのを見ると、「フンッ」と思う小さい自分がいる。でも今、私が女子高生を自転車の後ろに乗せると、たぶん「お父さんと仲がいいんですね」って思われるし、妙齢の女性を乗せると「クルマを買うカネがないんだなー、かわいそうに」って思われるだろう。

一部の天才を除いて、彼らは灰色の中・高時代を送る。中・高時代といえば女の子のことばかり考えている時期だが、彼らは勉強ばかりさせられる。私たちの学校の場合、短いヤツで三年、長いヤツで六年、ほぼカンヅメといっていい生活を強いられていた。

カンヅメ生活に耐え、勉強できたヤツは医学部に現役合格。耐えられず勉強できなかったヤツは浪人する。紆余曲折あったあと、とにかく医学部に合格した彼らに、つかの間の薔薇色時代が訪れる。女の子にモテモテの時代である。

だがそれは通常、嫁さんを娶るまでの短い時間でしかない。未婚のときにモテた記憶を忘れられないお医者さまは、傍目から見ると少しイタい。あっ、既婚でもモテてるってお医者さま方は、きっとふだんからしっかり女性に気遣いされているんだろう。素晴らしい。医学部を出た彼らに、山よりも高いプライドを踏みにじられる日々が始まる。研修医時代だ。研修医時代に独身でかつ許婚者（いいなずけ）のいない医者はモテモテ時代継続中だが、ここまで彼女がいないのは、たいてい微妙なヤツだ。

モテそうな医者は、医学部時代に青田買いされている。事実、泌尿器科に入院中のときの担当の研修医U君は、開業医の息子、九大医学部出、イケメンという三拍子揃った（感じの悪い）青年だったが（本人はいたって感じのいい青年である）、私の退院後すぐ結婚したそうだ。おめでとう。

研修医時代は労働者としては悲惨（ひさん）な日々だそうだ。朝から晩まで、具体的には午前七時過ぎから午後十時ぐらいまで、ほぼ毎日病院にいる。十五時間労働、土日も休めず、正月も休めず、診療科によっては夜中も携帯で呼び出される。絶え間ないオンコール生活。

元田の研修医時代の時給は四百円未満。労働基準法も真っ青である。

また医者としては当然だが、研修医時代から彼らは人の生き死にという非常に大きなストレスにさらされる。

ところで、医者は冷たい、涙ひとつ流してくれないなど、医者への不満があるようだが、彼らは毎日死んでいく人を見ている。彼らにとって死は日常。冷たく見えるのは、心の防御反応の表われだ。

さて、研修医時代が終わると晴れて勤務医になれる。勤務医になっても朝から晩まで、土日も出勤、（診療科によっては）オンコール生活は変わらない。とくに急変の多い外科系は悲惨で、各大学の外科医局のホームページを覗（のぞ）くと「今年は◯人、新人を獲得できました！」という言葉が躍っている。なり手が少ないことの証左（しょうさ）だ。

某M田君（ココだけ自主規制）によると、「外科の医者は汗臭い」そうだ。

「えっ、不潔なの？」と私が聞くと、「それはない。手術のときは着替えるから問題ない。外科の医者は風呂に入るヒマがないんだよ」だそうだ。

風呂に入るヒマがない激務。どう？　やってみたい？　だからといって内科系の医者がヒマというわけではない。あくまで外科に比べればマシというだけで、一般企業の勤め人に比べれば考えられないほどの長時間労働だ。

ところで、そんな重労働をしている彼ら医者はどのくらい貰っているのだろう？　今、ネットで調べた。チーン、勤務医の平均年収は千四百七十七万円だそうだ（くっそーアイツらそんなに貰ってやがったのかー。今度の同窓会では、医者価格を設定してやるー）。ところが、大学病院勤務の医者の場合。個人情報なので具体的な名前は控えるが、某Q州大学病院の医師四十代後半の月収は四十万円ほどだそうだ（本人に直接確認した）。彼らの労働時間から逆算すると時給が出る。約千百円。これを一般的な一日八時間、月間二十日勤務に直すと十七万六千円になる。ＯＬさんの給料に近い。

ちなみに九大病院の看護師さんに「お医者さんってみんな一千万ぐらいは貰っているんでしょ？」と聞いたら、「院長とかのクラスは除いて、どこの世界の話って感じ」といっていた。大学病院勤務の医者は、研究などを名目に安い給料に抑えられているというのが実態である。

医者はここで悩む。大学病院で最先端の医療・医学に触れていたい。大学病院には難しい病気の患者が山のように来る。

誤解を恐れずにいえば、研究者としての好奇心を刺激される。

研究は今の患者に役立たないとしても、十年後、百年後の患者の役に立つかもしれない。

彼ら大学病院勤務の医者が一番悩むのは、うまく治療が施せず助かるはずの患者が死んだとき。辞めて民間の勤務医になろうかと思うそうだ。

もう疲れたなあ、土日休みでゴルフができるって生活もいいなあ、子供が中学に行くとカネがかかるって女房も最近うるさいしなあー、バイトを増やすのにも疲れたなー、と思索に耽(ふけ)っていると、「患者さんが、急変ですっ」と、看護師さんから連絡が入る。


医者のハードワークは時間だけではない。放射線を浴びると体に悪いというのは常識だ。最近は、内視鏡、腹腔鏡などの手術がもてはやされている。手術中、医者は当然、患者と同様に放射線を浴びている。患者が放射線を浴びるのは手術の一回だけだが、彼らは、手術の度に浴びている。医者は患者の数百倍もの放射線を日常的に浴びているのだ。その他の薬品を吸いこむということもあるだろうし、いつも病人の近くにいるので意図しないウイルスを体内に取りこんでいるということもありうるだろう。

医者の平均寿命は一般の人より十年ほど短いそうだ。四十代前半の私の友人は放射線の浴び過ぎで、最近目が見えなくなってきたそうだ。

と、つらつら医者のことを書いてきた。私がいいたいのは、彼らも人間だということだ。カネだってほしいし、女の子だって大好きである。

恐れる必要はない。診察のときは、どんどん病気や治療法のことを聞こう。医者は専門バカなので、自分の専門について話すのは大好きだ。

でも、多少いたわってあげてほしい。彼らは日夜、患者のために闘っている。そして身を削りながら闘っているのも事実だ。人間だから助けてやりたいというアツい心も持っている。

彼らを、アツくさせることができる患者になれば、それだけであなたの生存率は確実に上がる。

第七章　看護師さん抜きに病院は語れない

私の得意分野なんだけど

入院して、さまざまな検査や手術などのとき、一番お世話をしてくれるのは、看護師さん。

最近は、男性の看護師さんも増えたようだが、ほとんどは女性。

この本をここまで読んでくださったみなさんはご存じかもしれないが、私はなぜだか生まれたときから女性が大好きなので、看護師さんとの接し方で困ったことはない。

看護師さんの担当は、毎日、昼と夜で変わる。担当の看護師さんが男性だと、がっかりする（だが、九大病院で出会った三人の男性看護師さんとは結構意気投合していた。それと、泌尿器科には男性看護師さんがいたほうがいいと思う。女性には相談しづらいこともあったから）。

もし、術後十日間の担当看護師さんがすべて男性だったら、私の免疫力は低下し、今ごろはこの世にいないかもしれない。うーん、やっぱり何を書いていいのか分からない。だって私は、女性を見ると相手が誰でも笑顔になっちゃうので。

好きこそモノの上手なれというが、私はどうも女好きの天才なので、それを説明することが難しいのだ。だって長嶋さんは、どうやって打つかを説明できず、「来た球を、バーンと打つんだよ」とかいってらっしゃったよね。だから私は、こういっとこうと思う。

「看護師さんが部屋に入ってきたらね。最高の笑顔を見せるんだよ」って。

それじゃ本にならないので、もう少し考えてみることにしよう。

彼女たちは（あ、彼もいるけど）、看護のプロフェッショナルである。病院にはさまざまな診療科がある。私が入院していたのは、内分泌・糖尿病内科、泌尿器科、第一外科、眼科（特別室）の四ヵ所。それぞれの科の看護師さんたちは、それぞれの科に特化した看護師さんたちである。

第一外科の看護師さんたちが分かりやすいので説明する。

第一外科では、日常的に手術が行なわれる。彼女たちのもっとも大事な仕事は、おそらく患者の術後管理だ。それぞれの病気の術後には、それぞれの術後に特有の合併症が起こることがある。合併症は重篤（じゅうとく）な症状を引き起こすことが多く、放置すれば死に至る場合も少なくない。

患者を観察して、できるだけ早期に合併症の兆候を発見できれば、処置も早くできる。この、できるだけ早期にという部分に、彼女たちがプロである理由がある。

第一外科には第一外科の、内分泌には内分泌の、泌尿器には泌尿器の、眼科には眼科の、それぞれのプロの看護師たちがいる。彼女たちの看護技術に医師たちはかなわない。

また、手術などの医師しかできない処置を除いて、注射などの技術に関しては、圧倒的に看護師さんのほうが上である。

注射を医師にしてもらいたがる患者は、何も分かっていない。例えば、抗がん剤の点滴は、医師しかできないことになっているそうである。だが元田が、「オレがやる」っていったら、私は逃げ出す。アイツは本当に注射が下手くそなんだよね。抗がん剤は血管の外に漏れると、かなり腫れるそうだ。

看護師さんは、医師のお手伝いさんぐらいに思っている人が多い。そういった側面があることは否定できないが、大きな病気の場合は、医師だけでは治療できない。彼女たちは看護のプロフェッショナルなのである。

ナースコールは、気分が悪いとき、点滴が終わったとき、とにかく何か体の具合がおかしいときだけに押すべきだ。それが、彼女たち看護師の本当の仕事である。雑用は、できるだけ家族、友人に頼むべきだ。

もちろん、私だって術後動けないときに、家族がいなくて、箸を取ってもらうのにナースコールを押したこともある。

看護師さんはあなたのお手伝いさんではない。何度も同じことをいうようだが、医師と同じく看護師さんも、あなたのことが嫌いだったとしても、手を抜くほどプライドは低くない。だがあなたが、彼女たちを大事に扱えば扱うほど、彼女たちもきっとあなたを大事に扱ってくれる。

人は自分の鏡なのだ。彼女たちからプラセボ効果を与えられることは、治療に劇的な効果をもたらす。そのためには、彼女たちの仕事へのリスペクト（尊敬）が絶対に必要である。

そして事務員さんたち

今日は朝から微妙にブルー。半年に一回の膀胱鏡。九大病院の予約表を見ると、なぜか八時半からとなっている。朝の病院は忙しそうで殺伐（さつばつ）としている。事務員さんに「元気?」とか、「髪切った?」とか、「今日もいい女だね」とか、とにかく何かチャチャを入れないと気がすまない私は、この時間に病院に行くのはあまり好きではない。ふだんは午後からしか病院には行かない。

福岡は雪で朝から三号線は大渋滞の情報。早めに家を出た。思ったよりも道は混んでおらず、七時半過ぎに着いてしまった。しかたなく駐車場で時間つぶしをする。

八時を少し過ぎた。表玄関ではなく、入院棟のほうから入った。いつものように診察カードを通そうと機械のほうに歩く。と、事務員さんが寄ってきた。惚れられたか？

朝からそんなことがあるはずもなく、「並んでいる方がいるので……」と、叱られる。そうなんだ、気がつかなかった。「じゃ、トイレ行ってきます」と、事務員さんににこやかに微笑み、機械をスルー（無視）してトイレに向かう。

トイレで用をたし、行列の最後尾についた、つもりだった。と、今度は同じ事務員さんが怪訝な顔をして私の顔を見つめる。後ろを振りかえる。私の後ろにたくさんの人、人、人。

ん？　なんかオカシイと気づいた私は、機械にカードを通す寸前にいったん列を離れる。列を離れて全体を観察する。よーく観察すると、外から入ってきた人々は、まず順番に椅子に座っている。

九大病院の一階の受付には長椅子が置いてあり、全体で百人近く座れる。そこにみんな順番に座っていく。さらに観察すると、順番に椅子から立って、機械の前に並んでいる。危ない、危ない。割りこむとこだった。最後尾の椅子に座る。隣の人に、「イヤー、朝のお作法は分かんなくてですね」と、言い訳をココロみる。

「はっ？」と聞きかえされる。そうだった、このじいさんに説明してもしょうがない。私は、割りこみをしようとしたヤツと見られている。せつない。

五分ぐらい待つと、順番が来た。先ほどの事務員さんと目が合う。「イヤー、朝のお作法は分かんなくてですね」と再度の言い訳をココロみる。でも、事務員さん、忙しそう。「はいはい」みたいな扱いを受ける（涙）。

今日はブルーだなあ。今から、膀胱鏡である。

あー、何かイイことないかなあ。三階で尿を取り、そうだ！　と思い立った私は四階の一外科に行く。一外科の事務員のＩさん、好みなんだよね。結婚したらしいといううわさがあるけど……。外科の予約の変更を口実に、Ｉさんがいる窓口に行く。

「おー、久しぶり……（予約の変更の話）」「ところで、結婚したらしいじゃん？」と私がいうと、（いちおう笑いながら）「なんで知っているんですか？　怖（こわ）ーい」（私は九大病院の中に知り合いがいるのだ）。

やっぱり、結婚したんだ（涙）。しかも、怖がられているよ（涙、涙）。しぶとい私は（しつこいともいう）「旦那（だんな）に飽きたら、メシ連れていくぜ」と、いちおう最後のお願いをココロみる。「まだ、結婚して二ヵ月ですよ」と、やんわり瞬殺された（涙、涙、涙）。明るくなるつもりが、さらにブルーになってしまった。

オレ、イタいなあ。しかたがないので泌尿器科に向かう。例によって、おちんちんの先からカメラを入れられる。さらにさらにブルーになる。

結果は、無再発だった。気持ちが少しマシになる。帰り際に一階で支払いをしていたら、朝の事務員さんと目が合った。目で微笑んでくれた。

一気に気持ちが、明るくなった。

で、ここが大切なのだが

チームには、医師だけでなく看護師、薬剤師、事務方から、掃除のおばちゃんまで、すべての人間が含まれる。

あなたが掃除のおばちゃんに好かれていれば、手術の前に手術室や病室をふだんより念入りに掃除してくれるかもしれない。術後の感染症が予防できるかもしれない。

あなたが女性看護師さんや女性事務員さんに好かれていれば、男性外科医に手術中、簡単に見捨てられることはない。女性陣から、「ふーん、あんなにイイ人を見捨てる冷たいお医者さんだったんですね」と思われるのは、外科医だってイヤなのだ。

逆に、難しい手術を成功させれば、彼らはヒーローだ。何より、ヒトは仲間を簡単には見捨てない。

医療関係者すべてを味方につけよう。とくに女性を味方につけさえすれば、最強の患者となれる。ま、私はタダの女好きなのだが。

第八章　医療不信を生みだすもの

偏狭なマスコミの姿勢

私がこの本を出そうと奔走(ほんそう)しているときに、ある出版関係者にこんなことをいわれた。

「あなたの本は、出版社を儲(もう)けさせてくれるの?」。

今、出版業界がかなりの不況にあえいでいることは聞いていた。でも、凄(すご)いよね、命懸(が)けの人にそんなこといっちゃうんだ。衣食足りて礼節を知る、人は自分が苦しいと中々、他人に優(やさ)しさを分けられないものだ。こんな言葉がストレートに出てくるところに、現在のマスコミの姿勢が垣間見えた気がした。前述した近藤現象を私は儲けさえすればいいという、矜持をなくした出版人たちの仕業と考えている。

近藤氏の本でもっともありえないと思う記述は、切除可能ながんを切らないほうが良い、というものだ。いちおう数人の友人の医師たちに確認した。医師たちの本音トークは、

「何それ？　アホ？」というものだ。アホらしすぎて話が広がらないという感じかな。

「たまに学会なんかでそういう突飛な発表をして目立とう、という医者がいるよ」と真面目に答えてくれた友人が一人いた。

また、とある大学の先生は、「近藤さんとかいう人のもっともずるいところは、本当のこととまるっきりのウソをまじえて書いているところですね。４ｂの患者さんたちに亡くなる寸前まで抗がん剤をやるのは、ボクたちもどうかな、と思う。でも、切除可能な場合に切らないほうが良いというのは明確なウソである」といっていた。

近藤氏とその周りの人たちは、本が売れて儲かりさえすれば、その影響を受けた患者が、手術を受けずに死期を早めようと、かまわないのだろう。今、そういう情報弱者の患者を説得するために、各病院のマンパワー（人的資源）が使われる事態になっているそうだ。結果として健康保険財政を圧迫しても、それは彼らには関係ないのだろう。

もっとも、マスコミ関係者で、私が尊敬している方々が何人もいることも事実だが。

医療不信の原因

がんになって、私が驚いたことがある。それは、ほとんどの医師が「大丈夫です」とか「任せてください」とか、いってくれないこと。

えっ、お医者さんって励ましてくれるんじゃないの？

原因は、日本が過度のクレーム社会になってしまったことにある。どちらかというと、手術や処置の前にはリスクの話、例えば、全身麻酔の前には必ず「あんた死ぬかもしれないよ」って話をされる。これは、ふだん、医療界の現実を知らない患者にとって驚きである。

でもね、本当は医師だって優しい心を持っているんだよね。ウソでも、「大丈夫だよ」っていいたいし、「オレに任せてくれ、きっといい手術をして見せるから」っていいたい。ウソでも、いえば患者には、もしかしたらプラセボ効果が起きて病状が良い方向に向かうかもしれない。それは、医師だって分かっている。

でも、医療裁判のリスクを考えると、簡単にはいえない。

例えば、医師が「大丈夫、治るよ」といったとする。ところが、すでに患者には、転移があり本音などころでは厳しいと、医師は思っていたとしよう。医師は「優しいウソ」をついているわけだ。患者が亡くなったあと、患者の家族が「あの医者は、治るっていった。医療過誤に違いない」と裁判を始めたら……。医師たちは当然、そういう事例を私たち一般人よりも多く耳にしている。同業者の話だからね。医療機関が過度に防衛的になるのも分かる気がしないだろうか？

私は、患者だからいえる。クレーマーが多いから、まともな患者が、ワリを食っているのだ。これは、医療サイドからどうしてもいいにくいことである。

過度な責任の押しつけ

戦後、日本はアメリカの資本主義を手本に、経済的には大躍進した。でも、こと医療制度については、アメリカ式医療をまねることに私は大反対だ。

こんな話を聞いたことがある。

アメリカで世界的な学会があったとき、会場で黒人の掃除のおばちゃんが倒れたそうだ。そのとき駆けよったのは、日本人の医師だけだったらしい。アメリカ人医師たちの認識では、このような患者はお金を持たず、またクレームも多いということのようだ。

また、今では日本でも、飛行機の中で「お医者様はいらっしゃいますか？」と呼ばれるのを恐れると聞いた。

揺れる飛行機の中では当然、手元が狂いやすいし、満足な道具もない。医療過誤を引き起こす危険性が大きいのは当然だ（大手航空会社は、医療過誤が起き、医療訴訟が起きてしまったとき、医師をバックアップする体制を整えていると聞いたが定かではない）。私がまかり間違って医者になっていたとしたら、飛行機の中で「お医者様はいらっしゃいますか？」などといわれたら、いの一番に立って働きたい。だって、ＣＡ（客室乗務員）とお知り合いになるチャンスじゃん。

医師たちを侍（さむらい）にしたほうが、大多数の患者がいろいろな局面で助かる可能性は高くなる。

私の友人で小児心臓内科医がいる。彼のチームはあるとき、モルモン教徒の親を説得して、子供に輸血をしたそうだ。その子供は現在も存命らしく治療は成功したそうだ。だが、もし亡くなっていたらどうだろう。

賢い患者とは？

すでに厚生労働省で検討が進められているそうだが、一刻も早く医療に無過失補償制度を導入すべきだと思う。簡単に説明すると、医療過誤が起きたとき、軽微な場合、医師の責任を追及せず、第三者機関が患者に補償をする制度のことである。

医療過誤は、現実にはほとんどが医師の責任ではない。医療というのは元々、リスクテイク（危険を承知で行なうこと）の連続である。実際に医療過誤に見える事態が起きたとき、医師や病院は、悪いうわさを避けるために患者側と妥協して、事態を収めることも多いそうだ。わかりやすくいえばカネで解決するということだ。

自分や家族の命ではなく、お金のほうが大事な人はどうぞ、裁判してください。てか基本的に裁判って悲しいよね。例えば「結婚生活中に生じた負の感情を金銭に換算する」というのが、離婚裁判である。そして、賭けてもいいが医療というのは我々素人が、聞いただけで中身がわかるような単純なものではない。裁判官はアタマが良い人たちかもしれないが、医療に関しては素人である。

だから、医師を裁くとすれば、無過失補償制度の第三者機関にプロの医師たちを集め、彼らに裁く権利を与えるのが一番良いと思う。そうすれば、医師側の故意または重大な過失なのか、あるいはリスクテイクした結果の敗戦なのかを正当に裁いてくれるだろう。
故意または重大な過失があれば、医師が裁かれるのは当然である。でも、家族が死ぬのは許せない？　私の生きている世界では人は必ず最期は死ぬと聞いているが、あなたの世界は違うのか？

事なかれ主義の、極力リスクを回避するような治療だけを追い求める医師ばかりになってしまえば、助かる患者さえ、その機会を失うことになるだろう。医師たちの精神的負担を軽減すれば、結果として利益を得るのは大多数のまともな患者たちである。

てか、めんどくさいから「安楽死」に該当する場合を除いて、故意に患者を死亡させた場合の医師の最高刑を「死刑」にすればよい。そんな医者どうせいないから。

さらに論理的な整合性というものを考えると、医師に最高刑死刑を迫るからには、患者は裁判権を放棄（ほうき）するべきである。「私はどんなことがあっても、医療サイドに裁判を起こしません。もちろん、私の死後、親兄弟、親族を含むいかなる人物であれ裁判に訴える権利を永久に放棄させる」という書類があれば今後、入院したら私は速（すみ）やかにサインをする。必要があれば公証人役場に提出する。

手術前、「オレに何があっても、主治医の先生にクレームをつけるな」と妻には厳命した。もちろん、手術は全身麻酔で「死ぬかもしれないよ」ってことはいわれた。

宮部みゆきさんが書いた『模倣犯』という小説は連続婦女暴行殺人の話だ。その中で妹を殺された姉、という設定で登場する女性がいる。彼女は警察にさまざまなことで食ってかかる。その中で警察官がいうことを私は思いだす。

「彼女は本当にアタマが良くて賢い、だが、それが彼女を幸せにすることに全く役に立っていないのが悲しい。」

読者の皆様は考えてほしい。本当に「賢い患者」とは、どんな人物なのだろうか?

患者が変わらなければ、医療は変わらない。

医者も患者もリスクテイクをして、一緒に闘う。そんな医療が最善だと私は思う。

第九章　がん患者って強いのだ

人のために生きたい

この本を出版しようと奔走（ほんそう）しているとき、私はブログを始めた。元々はブログなどする予定はなかったのだが、ある編集者に「ブログでの実績でもあればねえ（本を出してやるよ）」と不遜（ふそん）な態度でいわれたことがきっかけだ。

ふーん、アンタがそういうんなら、やってやろうじゃん、と思って始めた。

フェイスブックの友だちや、元々のブログでのがん友たちの力添えもあり、三週間で病気ブログ一万三千サイト中、二位まで上がった。今はだいぶ順位を落としてしまったが、あまりほめられた理由で始めたわけではなく、正直、嫌（いや）だなあと思っていた。

ネット世界の住人というと、みんな無責任で、物陰から球を投げるというイメージがある。ガチガチのリアル世界で生きてきた私には、何か馴染（なじ）めない違和感のある世界だと思っていた。

でも、ブログをやってみて、いまだに私は球を投げられたことがない。アタマが悪いので気づいていないだけかもしれないが、日本人はやっぱりまともな人のほうが多いと感じた。

そんな中で、実際に会って話をした人は少数だけど、かなりの人とメールのやり取りをしている。

例えば、「私はまだまだ生きられる」というブログを連載されている久美子ママ。

彼女は二〇一三年一月に余命二～三ヵ月といわれたそうだ。すでに余命宣告から一年以上が経過していることになる。現在、彼女はほとんど動けなくなって親指だけが動くと聞いている。そんな久美子ママなのに今年、二〇一四年の一月ごろから『ホスピスにタブレットを』運動を始めた。彼女はいう、「ＩＴで末期ライフの向上を」と。

たびたび彼女のブログにはお邪魔していたが、最初は意味があまり分からなかった。私も含め、健常者は末期の方が置かれている状況や気持ちなどは想像するしかない。

彼女によれば、まずＩＴがあれば音楽も聴けるし、映画も観られる。そしてもっとも嬉しいのは、外とつながることができること、だそうだ。携帯もパソコンも、彼女の場合はもう役立たない。それでもタブレットなら使えるそうだ。

私はそれを聞いてなるほどと思った。そうしたら、そう思っている人は私以外にもたくさんいて、新聞で取り上げられたり、テレビで取り上げられたりしているようだ。

こういう言い方が適切かどうか分からないが、彼女が『ホスピスにタブレットを』運動をやっても彼女自身にメリットはない。ここからは私の推測が入るので正しいかどうかは分からない。ただ、一度は余命宣告を受けたことがある者として想像する。たいていの人は、彼女のことを末期がん患者さん「なのに」凄いと思っているみたいだ。でも死を宣告されると、お金をたくさん貰っても、名誉を手に入れても空しいだけだ。どうせお金などそんなには使えないし、名誉で寿命が延びるわけでもない。だから、末期がん患者さん「なのに」凄いは間違っている。

末期がん患者さん「だからこそ」できること。

「タブレット、本当に役に立つよ。楽しいよ。使えるよ」、純粋にそんなことを伝えたいと思ってやっておられるのだと思う。彼女はそんな欲望に忠実に生きている。つまり彼女にとっては、あとに続くがん患者さんに貢献することこそが、したいことであると私は感じる。彼女は強く、そして正しい。そして感じるのは、がんの患者は結構みんな強いということだ。

※（この『ホスピスにタブレットを』運動は現在も継続中です。私もこの本の収益の五％を寄付すると約束しています。もし寄付してもいいよという方がいらっしゃったらtabletproject@yahoo.co.jpにご連絡ください）

結局のところ人生は、人のために生きるのが一番楽しいのかもしれない。

彼女のやっていることを見ていて、がん患者のことを考え、変えるのはがん患者なんだ、オレも頑張んなきゃなという思いを強く持った。

がん患者には同情ではなく理解を

余命宣告をされ、「死を覚悟した」などといわれると、友人、家族としては悲しい気持ちになるのは当然だと思う。しかし先に述べた関心の輪と影響の輪の話、そのスキマの話を思いだしてほしい。死を覚悟することが、冷静な判断やその後の治療に大きく影響する。なかなか難しいかもしれないけど、ぜひやってほしいのが、ご自分がもうすぐ死ぬという局面になったときを想像することだ。

例えば、息子に、「もしオレが死んだら、あの家にはオマエに住んでほしい」と伝えようとする。ところが息子は、「オヤジが死ぬ話など聞きたくない」という。伝わらない。

娘に、「早くイイ男を見つけろ。いるならオレが死ぬ前に連れてこい」といったとする。だが娘は、「パパ、死ぬなんていわないで」と、話を聞いてくれない。やはり伝わらない。

妻にも、友人にも、両親にも……。

死を覚悟することと、あきらめることは、まったく違う。

ヒトは必要以上に死の話題を避けようとする。


この世から、離れなければならない。妻には感謝の言葉を、両親には先に逝く詫びを、そして育ててくれた礼を。友人とは楽しかった思い出を語りたい。行きつけの店があれば、顔を出して話をしたい。大した遺産などなくても、できれば自分の愛する人に使ってほしい。

死を見つめる時間があるというのは幸せなことだ。これが交通事故や脳卒中なら、ヤバイものも隠す機会を失う。

がん患者になった人の話は聞いてやってほしい。

それも、同情からでは意味はない。私は同情されるのなど大嫌いだ。五十代女性も、六十代女性も、七十代女性も、八十歳を超えた女性も、私にとってはみなさん可愛いお姉さまだが、「すい臓がんなんて、かわいそうねえ」などといわれたら、どんなに綺麗な女でも、私の中では「クソババア」になってしまう。私は同情されるのは、大嫌いだ。

誰だって死にたくはない。でも誰にでも死は訪れる。そして余命宣告され、自分がこの世からいなくなることが分かっていても、今後のことは気になるものだ。

人は、死を覚悟するとピュアになる。これまで口にできなかったことも素直に口にできるようになるものだ。これまで妻や両親や子供に「ありがとう」といえなかった人が、一大決心をしていおうとしているのかもしれない。

聞かずに励ますのは本当の励ましではない。聞いてあげてほしい。そして、「気持ちは分かった」「でも治るように努力してみようよ」といってあげてほしい。

先日、「オレ、本を出したいんですよ」と現主治医のT先生に話したら、「遺作にならないようにしてくださいね」といわれた。ふつうの患者なら怒るかもしれないこの言葉に、私は笑えた。

このとき、ああオレとT先生はコミュニケーション取れてんだなって思った。

おわりに……がんになって私は幸せ

私は入院中、病院の中をパトロールするのが趣味でした。その九大病院に、ご意見箱なるクレーム専門受付箱があります。

ある日、その板の端（はし）っこに、遠慮気味に病院への感謝の言葉を綴（つづ）った文章を発見しました。そうかー、オレも書かなきゃと思い、投書用の用紙を病室に持ってかえって書き始めたのが、この本のきっかけです。

私の駄文を読んでくださった読者の皆様に感謝します。フェイスブックの読者の皆様、ブログの読者の皆様に感謝します。皆様が面白いといってくださったおかげでここまでくることができました。

志免町（しめまち）の飲み屋の皆様、私の会社の取引先の皆様、従業員の皆様、いつも本当にありがとうございます。

忙しい中、見舞いに来ていただいた皆様に感謝します。

出版にあたって、高石左京さん、山下隆夫さん、ほか関係者の皆様に感謝します。

私が現在もこの世にいられることについて、まずは健康保険を支えてくださっている皆様に感謝します。

全労済のスタッフの皆様、ひまわり生命のスタッフの皆様、メディコムのWさん、そしてスタッフの皆様に感謝します。

メディポリスがん粒子線治療研究センターのH先生、そしてスタッフの皆様に感謝します。

瀬田クリニックのN先生、代表のAさん、そしてすべてのスタッフの皆様に感謝します。N先生の「私、がんの患者さんって好きなんよねえ」という一言は、この本を書くときの大きな推進力になりました。

九大病院で働いているおばちゃんたち、食堂の店長さん、入院中食事を作ってくださった方々、事務員さん、検査技師さん、栄養士さん、薬剤師さん、看護師さん、研修医だったM君、U君、糖尿病内科のY先生、すい臓内科のO先生、とにかくすべてのスタッフの皆様に感謝します。

放射線科のS先生には、「私は主治医ではないから気楽にいえるんですが」と前置きしたうえで、「がんとはなんぞや?」ということに関して詳しくご説明いただきました。

泌尿器科のD先生、アメリカはどうですか? もう、日本にいるのかな?

現主治医のT先生のためにも、九大の医療チームのためにも、友人たち内山や田中や元田のためにも、そして家族と妻のためにも、この本を遺作にはできません。多くの人の支えによって私はまだこの世にいることができます。

今日、九大病院に行きました。初夏の風が吹いていました。

みんな本当にありがとう。

二〇一四年六月

林　育生

【著者紹介】
林　育生（はやし・いくお）
1971 年 10 月 10 日神奈川県生まれ。
2012 年 4 月、糖尿病で入院。
2012 年 5 月、すい臓がん、尿膜管がん発覚。
すい臓がんは 4a 期、尿膜管がんは 2 期。
それぞれの 5 年生存率は、すい臓がん 5%、尿膜管がん 20%。
2012 年 6 月手術。
現在、無再発で、会社を営む。

ブログタイトル「命がけのゲーム　すい臓がん」を大目玉の名前で運営中。
ＵＲＬ　http://ameblo.jp/inochigakenogame

がん活力

二〇一四年八月一二日　第一刷

著者　林　育生
発行者　山下隆夫
企画・編集　株式会社　ザ・ブック
東京都新宿区若宮町二九　若宮ハウス二〇三
電話（〇三）三二六六―〇二六三

発行　太陽出版
東京都文京区本郷四―一―一四
ＴＥＬ（〇三）三八一四―〇四七一
ＦＡＸ（〇三）三八一四―二三六六

印刷・製本　株式会社　シナノ

ISBN 978-4-88469-819-5